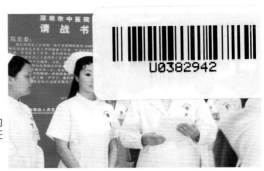

● 2003 年进行"到抗击非典的一线去"请战书宣誓（时任深圳市中医院院长）

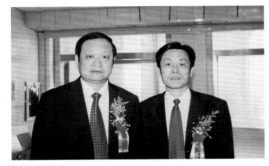

● 2006 年与原国家卫计委副主任，国家中医药管理局局长王国强合影

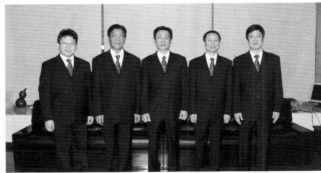

● 2009 年任深圳市中医院院长期间的领导班子

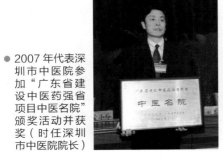

● 2007 年代表深圳市中医院参加"广东省建设中医药强省项目中医名院"颁奖活动并获奖（时任深圳市中医院院长）

● 2008 年任广东省第十一届人大代表时在会议上发言

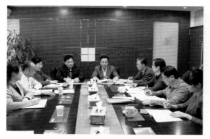

● 2013 年深圳市妇幼保健院党政领导班子

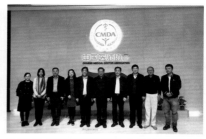

● 2019 年与中国医师协会会长张雁灵合影

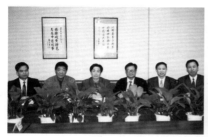

● 1999 年任深圳市中医院院长期间的领导班子

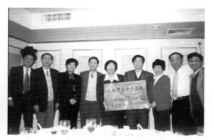

● 1994—1999 年任深圳市罗湖区中医院院长，1997 年带领医院通过"二级甲等中医院"评审

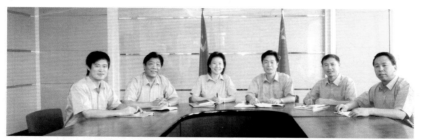

● 2002 年深圳市中医院领导班子

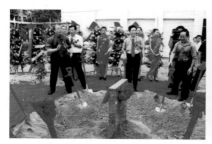

● 2003 年主持深圳市中医院新住院大楼奠基仪式

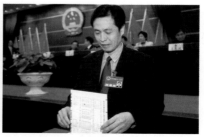

● 2005 年参加深圳市第四届人民代表大会一次会议

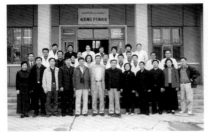

● 2002 年参加新疆卫生健康对口帮扶

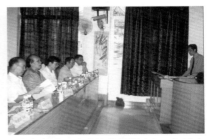

● 参加博士研究生毕业答辩（左二为博士研究生导师张家维教授）

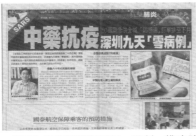

● 2003 年非典期间组织、研制、推广防感汤中药抗疫，受到社会广泛关注

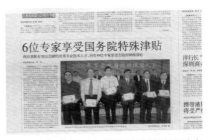

● 2006 年获得"享受国务院特殊津贴专家"表彰

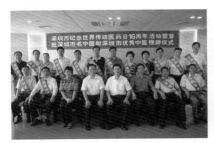

● 2006 年获得首批深圳市名中医称号

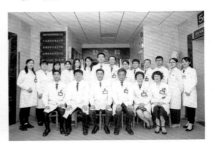

● 与深圳市中医院针灸科于海波主任及部分学生合影

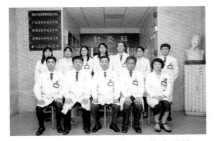

● 杨卓欣广东省名中医传承工作室团队

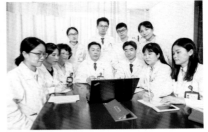

● 学术讨论

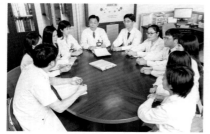

● 主持住院病例讨论

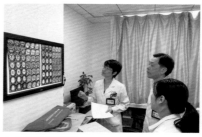

● 查看病例资料

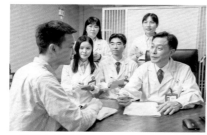

● 门诊出诊带教

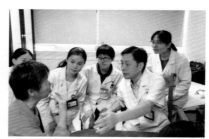

● 门诊出诊

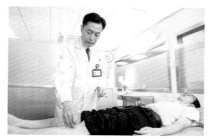

● 门诊治疗

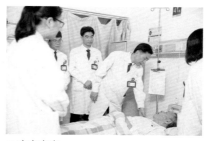

● 病房查房

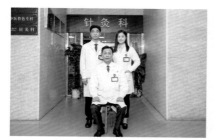

● 全国第六批名老中医师承项目师生合影

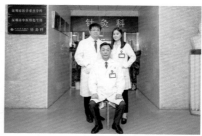

● 全国第二批名老中医师承项目师生合影

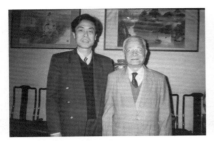

● 与邓铁涛国医大师合影

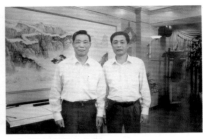

● 与钟南山院士合影

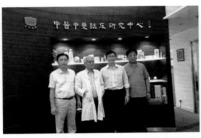

● 2014 年与香港中文大学梁秉中教授、徐仲锳教授合影

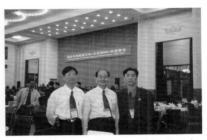

● 参加北京 2000 年国际传统医药大会，与刘茂才教授、黄穗平教授合影

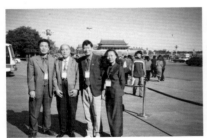

● 2000 年与靳瑞教授、区永欣教授、何绪屏教授于北京合影

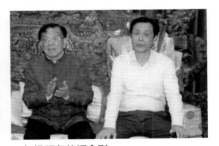

● 与梁颂名教授合影

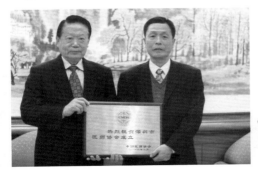

● 2012 年深圳市医师协会成立，中国医师协会会长殷大奎先生赠送祝贺牌匾

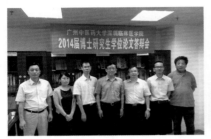

● 参加 2014 届博士研究生学位论文答辩会

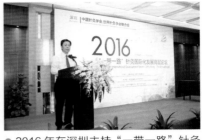

● 2016 年在深圳主持"一带一路"针灸国际化发展高层论坛

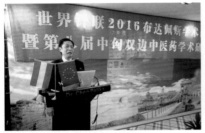

● 2016 年参加世针联"一带一路"针灸风采行活动，在匈牙利授课

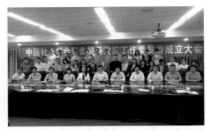

● 2016 年在合肥召开的中国针灸协会针灸装备设施工作委员会成立大会上当选为副主任委员

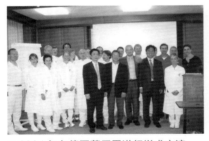

● 2004 年在德国慕尼黑进行学术交流

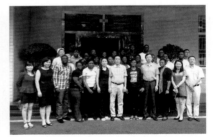

● 2014 年接待加纳妇产科医生参观深圳市妇幼保健院（时任深圳市妇幼保健院院长）

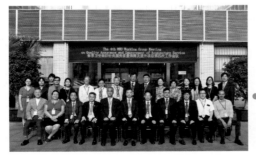

● 2018 年与参加深圳市中医院针灸科承办的世界卫生组织针灸服务质量保障及提升项目第四次工作会议的领导及专家合影

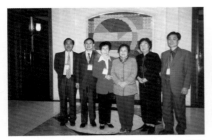

● 2000 年在北京参加邓铁涛教授学术思想研讨会，与广东省副省长李兰芳、广东省卫生厅副厅长张孝娟、深圳市卫生局副局长刘菊芳等合影

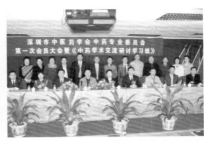

● 2004 年出席深圳市中医药学会中药专业委员会成立大会

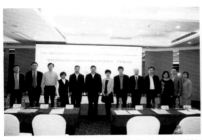

● 主持 2017 年"针刺治疗轻中度产后抑郁障碍的效果比较研究"课题启动会

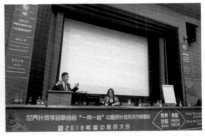

● 2018 年在世界针灸学会联合会"一带一路"中医药针灸风采行希腊站暨 2018 希腊中医药大会上授课

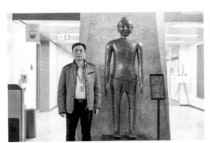

● 2018 年在瑞士日内瓦世界卫生组织总部留念

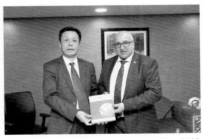

● 2019 年在摩洛哥五世大学授课，并接受该校校长颁发的纪念册

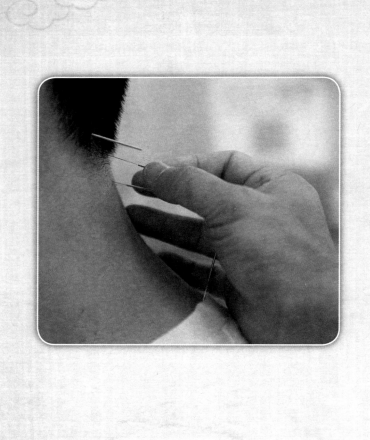

中医临证撷英

——杨卓欣临床经验集

杨卓欣　编著

SPM 南方出版传媒

广东科技出版社 ｜ 全国优秀出版社

·广州·

图书在版编目（CIP）数据

中医临证撷英：杨卓欣临床经验集 / 杨卓欣编著. —广州：广东科技出版社，2020.4
ISBN 978-7-5359-7431-0

Ⅰ.①中… Ⅱ.①杨… Ⅲ.①中医临床—经验—中国—现代 Ⅳ.①R249.7

中国版本图书馆CIP数据核字（2020）第033473号

中医临证撷英——杨卓欣临床经验集
Zhongyi Linzheng Xieying——Yang Zhuoxin Linchuang Jingyanji

出 版 人：朱文清
责任编辑：马霄行
封面设计：创溢文化
责任校对：李云柯
责任印制：彭海波
出版发行：广东科技出版社
　　　　　（广州市环市东路水荫路 11 号　邮政编码：510075）
http：//www.gdstp.com.cn
E-mail：gdkjzbb@ gdstp.com.cn（编务室）
经　　销：广东新华发行集团股份有限公司
排　　版：创溢文化
印　　刷：广州一龙印刷有限公司
　　　　　（广州市增城区荔新九路 43 号 1 幢自编 101 房　邮政编码：511340）
规　　格：889mm×1 194mm　1/32　印张4.875　插页4　字数100千
版　　次：2020 年 4 月第 1 版
　　　　　2020 年 4 月第 1 次印刷
定　　价：39.00 元

如发现因印装质量问题影响阅读，请与广东科技出版社印制室
联系调换（电话：020-37607272）。

内 容 简 介

  本书是作者关于中医临证辨证思路和经验体会分享的论著。其中包括作者主要学术思想和临床医案选编，以及作者带领团队一起总结的调任通督法的相关理论探讨、科研观察和临床运用介绍。本书可作为广大中医师特别是针灸科医师、中医院校师生、针灸爱好者，以及临床妇科、男科、精神科医生的学习参考资料。

  需要说明的是，本书内容涉及少数野生动物药材，请读者参考现行有关法律法规，谨慎对待。

自　序

　　时光飞逝，转眼本人从事中医药临床、教学、科研，以及医院管理工作已满35年。我爷爷是医生，我学医很大程度是受他的影响，是他的期望。因此，尽管我较早从事医院行政管理工作，但一直坚持中医临证和带教，并定期坐诊和查房，培养博士后、博士研究生、硕士研究生和师承学生近30名。此次结合师承工作相关要求，编写了这本小册子，主要内容是个人的临床经验和体会，包括以下几点。

　　一、总结梳理我们团队从2003年始，以调任通督法为主进行的临床实践与研究，包括基础实验研究、文献整理、临床优势病种探讨等。

　　二、临床上本人常运用调治肝脾法治疗神志类疾病。现代人快节奏的生活工作状态，特别是激烈的社会竞争压力，带来了很多情绪困扰，思伤脾，怒伤肝，因此现代情志病中肝脾不和证型较为常见。本书在学术思想部分主要描述了对肝脾不和证型的认识及辨证体会。

　　三、对针药结合、心理疏导综合施治的体会。中医治病的优点、特点很多，除了整体观念、辨证论治等之外，个性化治疗、综合施治尤为重要。本人临证除施予针药外，非常重视与患者沟通，鼓励患者多做运动，舒畅情志，调节饮食，重视睡眠。从生物医学模式到生理、心理、社会医学模式的转变带来了疾病谱的变化，这让医生的"话疗"显得非常重要。针药结合，心理疏导，构成对患者从生理到心理全方位的调治。我认为每个医生都要充当心理治疗师、健康教育工作者的角色。

四、部分针灸优势病种的诊疗医案。本人长期从事中医医疗、医院行政管理、教学、科研工作，无论什么时候，临床工作从未放弃。因工作变动，先后在广州中医学院、罗湖区人民医院、罗湖区中医院、深圳市中医院、深圳市妇幼保健院工作。临床病种也从针灸治疗痛证，扩展至针药结合，心理疏导治疗男科疾病、精神情志类疾病、妇科疾病等，因此，书中归纳整理的病案多为不寐、郁证、脾胃病、不孕不育、亚健康调理等。

我担任省市级人大代表长达15年，担任中医院院长20多年，有不少机会参与卫生政策讨论，因而对医学模式转变带来的挑战，患者自我保健意识的提高对健康促进的意义，医患关系现状及产生的原因等问题有很多的思考与体会，一些思路与想法自然而然地体现在临证工作中。例如"话疗"：告诉患者如何做，如何对自己的健康负责，成为我看病的"言语处方"。不少患者是冲着我的"话疗"来的，临床上有许多个案，如有不孕不育的夫妇，因为遵循医嘱做到了保持心情愉快，充足睡眠，均衡饮食，适当运动，加上坚持接受针药治疗，从而成功怀孕生育，个中是医疗手段起的作用多些，还是"话疗"更重要，我也无从回答。但可以肯定的是，与患者充分沟通，做好健康教育工作，增强患者的信心和诊疗依从性是非常重要的环节，对提高疗效一定是有帮助的。

最后感谢深圳市中医院针灸科于海波主任、吴永刚主任的支持，感谢皮敏、缑燕华、刘远声、闫兵、卓缘圆、陈鹏典、张金文、邓容、郭悦宝等同学的帮助和付出！

特为序。

杨卓欣

2019年8月

目　　录

第一章　调任通督法理论及主要内容

1

第二章　学术经验

第三章　中医临证验案选

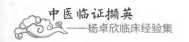

附录

第一章

调任通督法理论及主要内容

第一节　调任通督法理论渊源

一、任督二脉统领阴阳

　　根据我国古代医学文献记载，任督二脉的生理功能特点是具有统领阴阳的作用。任脉和督脉都属奇经八脉。六条阳经都与督脉交会于大椎，因此督脉具有调节阳经气血的作用，可总督诸阳，为"阳脉之海"；足三阴经在小腹与任脉相交，手三阴经借足三阴经与任脉相通，因此任脉对阴经气血有调节作用，可总任诸阴，为"阴脉之海"。

　　《素问·骨空论》提到督脉"起于少腹以下骨中央"，《灵枢·五音五味》记载任脉"起于胞中"，"骨中央""胞中"即是《难经·六十六难》所说的"脐下肾间动气所在"，一般称为丹田，督、任之气均发源于此。任督二脉同起于下焦，一前一后循行于人体正中线，贯通上、中、下三焦，上通于脑，联络全身脏腑。在古代内丹书籍中，道家的小周天功法就是根据任督二脉统调全身阴阳的理论，通过练习达到任督二脉前降后升周流循环来防病治病的。《十四经发挥》曰："人身之有任督，犹天地之有子午也……分之于以见阴阳之不杂，合之于以见浑沦之无间。一而二，二而一者也。"可见任督二脉，一阴一阳，互根互用。督脉主阳气，任脉主阴血，阳化气，阴成形；阳气导阴血上承，阴血引阳气下潜，阴升阳降，循环灌注，是谓水火既济，阴阳平衡。任督二脉位于人体一前一后，经气沟通上下、表里，共同维系人体五脏六腑生理功能的正常运行。

综上所述，督脉具有统领全身阳经经气的生理功能，而任脉则具有调节全身阴经经气的生理作用。

二、任督二脉贯通百脉

督脉行于背部正中（图1-1），并合足太阳络肾，入络脑，其分支贯脐以贯心。《难经·二十八难》曰："督脉者，起于下极之俞，并于脊里，上至风府，入属于脑。"《类经·经络论》曰："精藏于肾，肾通于脑，脑者阴也，髓者骨也，诸髓皆属于脑，故精成而脑髓生。"督脉源于胞中，出于会阴，两络于肾：一以足太阳合，贯脊属肾；一以寻肩膊内，夹脊抵腰中络肾。

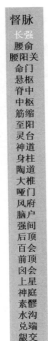
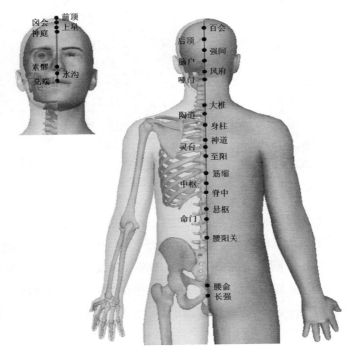

图 1-1　督脉

任脉起于中极之下,循行于腹部正中(图1-2),凡精血津液均由任脉所生,足三阴经与之交会于中极、关元,阴维脉与之交汇于天突、廉泉,任脉之巨阙为心之募穴,任脉经气亦与脑相通。此外"任主胞胎",任脉受脏腑之精血,具有补虚培元之功。

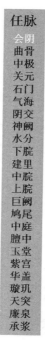

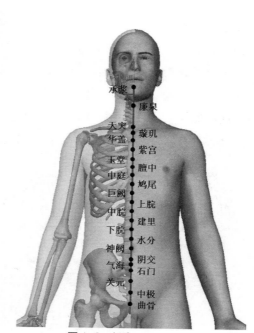

图1-2　任脉

任督二脉同起于胞中,上交于龈交,下交于会阴,一前一后,行于人体正中线。任督二脉经气均与脏腑营气密切联系,特别是与心、脑、肾密切相通,任督二脉又互相沟通阴阳。《灵枢·营气》云:"故气从太阴出注手阳明……合足厥阴,上行至肝,从肝上注肺……其支别者,上额,循巅,下项中,循脊入骶,是督脉也;络阴器,上过毛中,入脐中,上循腹里,入缺盆，下注肺中，复出太阴。此营气之所行，逆顺之常也。"经脉的流注从肺经开始，依次循环，上行经前额到头顶，下行沿督脉至长强，络阴器而循任脉上行，最后回流注入肺经，周而复始，如环无端。

任督二脉同是奇经八脉的重要组成部分，总司诸阴诸阳，可以蓄积、调节、灌注全身十二经脉及五脏六腑的气血，又互相贯通。任脉为精血聚集之所，具有补虚培元之功；督脉为阳气总督，有固护卫气、益气扶正之功。二者一前一后，一阴一阳，如环无端。宋代俞琬在《周易参同契发挥》中说："人能通此二脉，则百脉通。"因此，通调任督二脉可以振奋阳气、养阴培元。

综上所述，任督二脉的循行分布对人体内外、表里、上下起到了沟通联系的作用。二者在结构功能上贯通百脉，也是中医整体观的理论依据。

三、调任通督即是调节阴阳

五脏六腑之气皆通过膀胱经背俞穴、腹募穴、交会穴等与任督二脉相通。肝经、脾经、肾经在小腹与任脉交会于中极、关元。调节任督二脉经气的目的有两个：一方面是补虚培元、补益精血，调节全身脏腑气血的灌注；另一方面是升提脏腑阳气，沟通百脉，起到健脾益气、调补肝肾、安神健脑、调和营卫的作用。故通任督即通百脉，疏通任督二脉，恢复气血畅行，恢复五脏和谐是针灸治病最主要、最直接的作用，调节任督二脉使气血平衡，便可达到调整全身脏腑气血阴阳的目的。

无论是阳经虚损，还是阴经不足，都是疾病发生的前提，而作为阴阳总督的任督二脉，任脉主要体现为物质基础，督脉主要

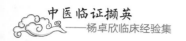
体现为气化功能。如果任督二脉气血充沛，便可及时充养脏腑，激发经气，有助于疾病向好的方向转归。如果任督二脉失调，则需及时纠正，避免疾病的发生及传变。

《素问·阴阳应象大论》云："善用针者从阴引阳，从阳引阴。"《灵枢·根结》云："用针之要，在于知调阴阳。"

由此，我们提出调任通督法，正是基于任督二脉的生理功能特点，激发经气，转输脏腑的阴精气血，补虚培元，沟通协调脏腑功能，驱邪扶正，从而达到阴阳平衡。

第二节　调任通督法理论特点

一、调任通督法的定义

"调"是指调节、调和，"通"是指疏通、联络和督导。调任通督法是基于任督二脉的生理功能和循行特点，以任督二脉经穴为主穴，运用一定补泻手法平衡阴阳、激发疏导经气运行、调补气血、协调脏腑功能、祛除病邪的治法。调任通督法可运用于多种疾病，特别是神经、精神、泌尿生殖系统的疾病。

二、调任通督法体现中医治病的总纲

在人体经脉系统中，任督二脉分统一身之阴阳。《素问·骨空论》云："任脉者，起于中极之下，以上毛际，循腹里，上关元，至咽喉，上颐循面入目。"任脉在循行过程中，与所有阴经均有直接或间接的交会，故任脉为"阴脉之海"。《难经·二十八难》云："督脉者，起于下极之俞，并于脊里，上至风府，下入属于脑。"督脉总督一身之阳经，调节阳经气血，所有阳经均与督脉联系。任脉具有主持全身阴精的作用督脉具有主持全身阳气的作用。任督二脉可统治十二经脉及奇经八脉所主治的病证，而且疗效显著。因此，针刺任督二脉穴位可达到交通任督二脉、平调阴阳气血的作用。

中医在治疗疾病的过程中最主要的一条治病法则是"治病必求于本"，即通过四诊合参，综合分析，找出疾病产生的根本原因，并针对病因辨证施治。何者为本？《黄帝内经》曰："夫自古通天者，生之本，本于阴阳。"人体正常的生命活动过程，是人体阴阳两方面对立统一关系相对平衡协调的体现，即所谓"阴阳平衡"。某一脏、某一腑或脏腑间的阴阳对立统一关系不相协调，即所谓"阴阳失调"，阴阳失调是疾病发生、发展、变化的本质和关键。

因此，就针灸治病而言，调任通督法遵循了治疗疾病最基本的规律——以阴阳对立统一为切入点，把握调整阴阳、恢复阴阳相对平衡协调的枢机。

三、调任通督法是针灸治病的重要法则

任督二脉分居人身前后正中线，元代滑伯仁言："人身之有任督，犹天地之有子午也……阳气导阴精上承，阴精引阳气下潜，阴升阳降，循环灌注，是谓水火既济，阴阳平衡。"其中提到了人体经气运行是通过督脉激发脏腑阳气使阴血上承，再通过任脉导阳气下潜。通过阴升阳降，通调任督，达到阴阳平衡，水火既济。《难经·六十六难》云："脐下肾间动气者，人之生命

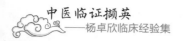

也，十二经之根本也。""肾间动气"是五脏生理活动的根本，亦是任督二脉的起源，因此人体的元阴元阳，可由此二脉调节疏导。

经脉的流注从肺经开始，循环到肝经，再由肝经入胸，上行经前额到头顶，再沿督脉下行至尾闾，经阴器而通任脉上行，然后回流注入肺经。《灵枢·营气》说："此营气之所行，逆顺之常也。"经络闭塞不通，气血运行不畅，相应肢体、脏腑得不到濡养，可引起肢体麻木、痿软、拘挛或者脏腑功能活动失去平衡。

任督二脉与十二经脉密切联系，相互沟通。若十二经脉气血充足，可渗透于任督二脉；同样，若任督二脉气机旺盛，也会循环灌注于十二经脉。

因此，调任通督法调节任督二脉经气，体现了中医扶正祛邪、调和阴阳的治疗原则。"任督通则百脉皆通"，疏通任督二脉，协调脏腑气血功能，是针灸治病最重要、最直接的法则。

四、调任通督法为治疗神经精神类疾病与泌尿生殖系统疾病提供了思路

任督二脉同起于会阴，一前一后行走于人体正中，并与心、脑、肾相通。这种经脉循行决定了任督二脉经穴的功能主治与神经精神类疾病和泌尿生殖系疾病密切相关。调任通督法通过针刺、艾灸的方法调整任督二脉的功能，能够调节脏腑，特别是心、脑、肾的功能，从而取得临床疗效。

1. 调任通督法治疗神经精神类疾病

中医认为神经精神类疾病的病位在心、脑。心主神明，脑为

奇恒之腑、"精明之府"。心和脑都是人体情志、思维活动中枢。《医学衷中参西录》云："人之神明有体用，神明之体藏于脑，神明之用处于心。"脑又与肾密切相关：脑为髓海，肾主藏精生髓，因此有"脑源于肾"之说。脑为髓海，是脑功能的物质基础，依赖于先天精气的化生和后天水谷精微的濡养。督脉为奇经八脉之一，与脑直接相通。而督脉与心、脑、肾经络上的联络和功能上的互为相关，决定了督脉经穴对神经精神类疾病有特殊治疗作用。此外五脏主五志，尤其肝脾二脏功能与精神情绪状态密切相关。任督二脉经穴善于调节脏腑功能，对于神经精神类疾病，选取任督二脉经穴治疗，具有一定优势。

调任通督法重视督脉和任脉的作用，可用于治疗与脑相关的神经精神类疾病。比如现代针刺治疗缺血性脑血管疾病的临床与实验研究常选用头部穴位，而头部穴位多以督脉上的百会、水沟、神庭、风府为主。利用任督二脉经穴治疗中风，历代文献均有记载：《圣惠方》中谓承浆穴可治"偏风，口眼斜"，《针灸大成》谓"邪客经络药不能及，灸气海、关元"，《针灸逢源》称"中风卒倒不醒：神阙、丹田、气海皆可灸之"，《医学实在易》载"灸中风卒厥、危急等症，神阙（隔盐、姜1片）五百壮"。现代《针灸学》明确提出治疗中风脱证取任脉经穴为主，如关元、神阙等。调任通督法在传统治疗的基础上，提出重视选用督脉经穴，辅以任脉经穴如承浆等，以达到平衡脏腑阴阳气血、提高临床疗效的目的。

2. 调任通督法治疗泌尿生殖系统疾病

《难经·二十八难》云："督脉者，起于下极之俞，并于脊里，上至风府，入属于脑。"从经脉循行来看，督脉的经穴分布在头面、脊柱棘突下、会阴部。督脉的头面部经穴多用于治疗神经精神类疾病，颈背腰各节段的腧穴分别主治相应脏腑及局部病

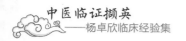

证，这与现代解剖学脊髓、神经节段与脊柱的关系不谋而合，又由于督脉起于下极之俞，因此督脉腰脊以下经穴大多具有主治泌尿生殖系统疾病的功效。

任脉的循行与督脉相对应，循行于人体前正中线，从下向上，分别经过会阴、胸腹部、喉颈、面颊、眼部。任主胞胎，任脉肚脐以下的穴位主治泌尿生殖系统疾病，脘腹部经穴主治运化失常的脾胃、肝胆疾病，胸部腧穴以治疗肺心病为主，颈面部腧穴可以治疗神经科和五官科病证。任督二脉经穴由于主要分布在躯干，所以主治范围涉及所有脏腑病证，头面部腧穴与神志精神类疾病密切相关，腰及肚脐以下腧穴多与泌尿生殖系统疾病相关。

泌尿生殖系统疾病，病位在下焦，发病机制多虚实夹杂，与冲任二脉气血亏损，肾阴、肾阳不足，脾胃虚弱，肝郁脾虚等脏腑失调，兼有痰饮、瘀血、湿邪停滞等有关。任督二脉同出于下焦，统领阴阳，沟通五脏气血。用调任通督法治疗泌尿生殖系统疾病时选取任督二脉经穴，旨在通过振奋阳气、补养精血，来协调脏腑，疏通经络，祛邪扶正，直达病所。

第三节　调任通督法的取穴特点

一、主穴选穴原则

调任通督法主要选取头部、腹部、腰骶部任督二脉经穴。主穴处方选取的原则依据任督二脉经穴的腧穴特性和主治特点与相关病证而定。病证不同，则主穴处方亦不同，每种病证一般选取任督二脉经穴各2～3个。基本穴位有百会、神庭、气海、关元、风府、承浆、水沟、中脘、膻中、命门、中极、腰阳关。

百会又名三阳五会，可升阳、益气、举陷，"（髓）是肾所生，其气上输脑盖百会穴，下输风府也"。百会位居人体最高处，可以补气升阳，将精血上输于脑，脑为髓海，脑髓充养，则神有所安。因其为督脉、足太阳膀胱经、手足少阳经、足厥阴肝经的交会穴，故《针灸甲乙经》称之为"三阳五会"，具有平肝息风的功效。头为诸阳之会，百会为多经交会之处，故《类经图翼》称其"百病皆治"。临床大量研究证实艾灸或针刺百会穴治疗高血压、失眠、抑郁症、眩晕等疗效显著。

神庭，《铜人腧穴针灸图经》曰："神庭，主惊悸不得安寝。"《会元针灸学》云："神庭者，神光所结之庭，目神之光，来源通于六腑六脏之神系，是脑腑前之庭堂，故名神庭。"《针灸甲乙经》提到神庭为督脉、足太阳膀胱经、足阳明胃经的交会穴。由于神庭位于头顶前发际上0.5寸处，其经气与膀胱经和多气多血之胃经经气相通，故此穴亦通于脑和五脏，与百会同用，可以共同发挥通阳调神的作用。

气海作为调任通督法的主穴之一，具有温阳益气、调经固精的功效。气海为先天元气汇聚之处。《铜人腧穴针灸图经》论及气海的主治时云："脏气虚惫，真气不足，一切气疾久不差。"《本事方》称气海又名丹田。《医经理解》云气海为"肓之原，生气之海"。气海位于肚脐下1.5寸处，有大补元气、总调下焦的作用，主治脏腑诸虚不足。

关元属任脉，为阴中之阳。《黄帝内经》曰："卫气出于下焦而行于表。"关元为元阴元阳交关之处，故名关元，亦称为丹田。关元为"男子藏精，女子蓄血"之处，具有固肾培本、补益精血、培补元气、调经止带、导赤通淋等功效。关元为小肠募穴。《针灸甲乙经》记载,关元是"足三阴、任脉之会"。《类经图翼》记载此穴为"足三阴、阳明、任脉之会"。《素问·举痛论》曰:"冲脉起于关元。"可见关元与任脉、肝经、脾经、肾经、胃经、冲脉、督脉等诸多经脉相会,可通调多经气血,温煦五脏六腑,推动人体生命活动。

命门位于腰部,当后正中线上,第二腰椎棘突下凹陷中,属督脉。"命,人之根本也;门,出入之门户也",顾名思义,命门为人体的生命之本,是元气之根。命门位于两肾之间,肾之门户,蕴藏先天,集中体现了肾的功能,故对五脏六腑的功能发挥着决定性的作用。命门的功能包含肾阴和肾阳两个方面,主要反映人体阳气盛衰。命门可强肾固本,温肾壮阳,强腰膝固肾气,延缓人体衰老。此穴可治疗阳痿、遗精、脊强、腰痛、肾寒阳衰、行走无力、四肢困乏、腿部浮肿、耳部疾病等症。

临床上治疗中风,除选百会、神庭、气海、关元四穴外,还可选用腰阳关、风府、命门、承浆、水沟作为主穴。腰阳关可补肾固精、强壮腰脊,因其穴位于阳气之关要处而得名;风府主治一切风疾;承浆,"灸即血脉通宣,其风应时立愈";水沟又名鬼宫,可开窍醒神、息风利腰脊,是任督二脉、手足阳明经交会穴,督脉与任脉在此穴阴阳相通,选此穴为主穴旨在加强祛风扶正、通络醒脑的功效。

临床上治疗不寐,除选百会、神庭、气海、关元四穴外,还可选用中脘、膻中作为主穴。腑会中脘可健脾通腑,气会膻中可理气宽胸,选这两个穴位旨在加强理气补益的作用。

临床上治疗不孕不育,除选百会、气海、关元、命门四穴外,还可选用腰阳关、中极为主穴。中极别名气原,为膀胱之募穴。中极与命门两穴,一前一后,前后配伍旨在沟通任督二脉,加强温肾助阳、补虚培元的作用。

二、配穴选穴原则

配穴选穴原则以脏腑经络辨证为主，多选用特定穴，如八脉交会穴、原穴、五输穴、背俞穴。

1. 八脉交会穴

八脉交会穴是金元时代窦汉卿得于宋子华之手，又称"窦氏八穴"，也就是奇经八脉与十二正经脉气相通的八个腧穴。八脉交会穴既能治奇经病，又能治正经病。

临床应用证实，八脉交会穴主治范围广，疗效显著，选用八脉交会穴作为配穴，可以显著提高疗效。如治疗不寐，在选用主穴百会、气海、关元、神庭、中脘、膻中的基础上，还可选阴跷脉的照海，通阴维脉的内关。照海属于足少阴肾经上的经穴，通于阴跷脉，为八脉交会穴之一，此穴有滋肾清热、通调三焦之功。阴跷脉司眼睑开阖，可"去心腹胁肋在里之疑"，因此照海穴用于治疗不寐，不仅是因此穴具有滋补肾水、清热安神的功效，而且还因此穴具有通调阴阳、引阳入阴的作用。《会元针灸学》载："内关者，阴维脉所发，是心包经之络脉通于任脉，关于内脏，血脉之连络，故名内关。"内关通阴维，归属于手厥阴心包经，又是心包经联络三焦经之络穴，此穴不仅可通三焦之气血，而且维系全身阴络，具宁心安神之力，是治疗胃、心、胸疾病，特别是神志病必取之穴。

治疗泌尿生殖系统疾病，任脉列缺、冲脉公孙、阴跷照海均可选为配穴。列缺属于肺经，又是肺经络穴，通表里两经，肺主通调水道，下输膀胱，故列缺能治疗膀胱疾患。列缺是八脉交会穴之一，通任脉，可调理任脉经气，治疗任脉病变，任脉通行阴部主生殖，因此治疗不孕不育、遗尿、小便热、尿血、阴茎痛等阴部疾患时常选用列缺。公孙属于脾经。脾经五行属土，为后天之本。公孙是脾经与冲脉的气血相通之处。冲脉能调节十二经气血，故称为十二经脉之海，与生殖机能关系密切，冲、任脉盛，月经才能正常排泄，故冲脉又称血海。因此调任通督法在治疗妇科经带胎产疾病时，常配公孙。泌尿生殖系统疾病中属于肾阴不足的病证可选照海为配穴。

2. 原穴

原穴是脏腑元气输注、经过和留止于十二经脉四肢部的腧穴。元气是人体生命活动的原动力，为十二经脉维持正常生理功能之根本。"五脏六腑之有疾者，皆取其原"，选取相应脏腑原穴可以起到更好的调补平衡脏腑、祛邪扶正的目的。

调任通督法中使用频率较高的原穴有合谷（大肠经）、太渊（肺经）、太溪（肾经）、大陵（心包经）、丘墟（胆经）、太冲（肝经）、太白（脾经）。例如在治疗不寐时在选用调任通督法主穴的同时，辨证属于心肾不交者可配大陵、太溪，属痰热扰心者可配大陵、丘墟，属心脾两虚者可配太白、大陵或内关。痹病、中风四肢感觉运动障碍时则可选用合谷、太冲开四关，合谷属手阳明大肠经，位于上，太冲属足厥阴肝经，位居下，两穴相配，可调节气血阴阳和气机上下运动。《素问·痿论》曰："治痿独取阳明。"阳明为多气多血之经，又为后天之本，合谷为大肠经原穴，既能补益气血，又能健运脾胃。肝主筋，主运动。太冲配合谷可以治疗中风和痹病等气血亏虚、筋脉失养、经络不通诸症。

3. 五输穴、背俞穴

《难经·六十八难》曰："井主心下满，荥主身热，输主体重节痛，经主喘咳寒热，合主逆气而泄。"十二经脉的五输穴分布在肘膝关节以下，具有疗效好、主治规律性强、运用范围广泛、取穴方便的特点，是针灸科临床用来治疗各类疾病使用频率最高的腧穴。历代针灸医家结合阴阳五行理论，将五输穴配属五行，衍生出多种腧穴搭配运用方法，临床效果显著，如子午流注针法。而背俞穴是脏腑经气输注于背腰部的腧穴，属膀胱经穴，与脏腑有密切关系。

在调任通督法中，经常根据中医辨证，选择五输穴和背俞穴中的穴位作为配穴，以加强调理脏腑、疏通经络之气的作用。如中风恢复期证属脾肾亏虚者，可在使用百会、气海、关元、命门、水沟、中脘等主穴的同时，按"合治内腑""输主体重节痛"的规律，选用脾经、肾经五输穴中的合穴或输穴，以及相应背俞穴，来调治脏腑、扶正祛邪、改善患侧肢体功能和感觉障碍，常用的有太溪、太白、阴陵泉、脾俞、肾俞等。按阴经以输代原的规律，肾经输穴太溪也是原穴，是肾经经气输注经过留止之处，理所当然为治疗肾所主疾病的常用穴。此外根据传统治疗中风选阳明、少阳经穴的做法，也常选用阳明经合穴足三里、少阳经合穴阳陵泉等。调任通督法选位于四肢肘膝关节部位相应脏腑的合穴、输穴，与背俞穴相配伍，是灵活运用了上下配伍、前后配伍等方法，以充分发挥输穴的远治作用和特殊作用，更好地平衡脏腑，通调任督阴阳。

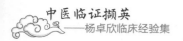

第四节　调任通督法的临床应用

一、适应证

调任通督法适应证广，适合各类疾病，可涉及内、外、妇、儿各科相关病证，尤其是神经精神类疾病和泌尿生殖系统疾病。前者如中风、面瘫、不寐、抑郁症等，后者如不孕不育、前列腺疾病等，其他适用疾病还包括肥胖症、慢性疲劳综合征、二便障碍、强直性脊柱炎、脾胃虚寒等。

二、调任通督法主穴的基本操作

调任通督法主穴包括百会、神庭、气海、关元、中脘、中极、命门、腰阳关、水沟、膻中（图1-3）。

针具为临床上常规使用的不锈钢毫针，一般选用规格为30（直径0.3 mm）的一次性无菌针灸针，毫针长度可根据临床需要及针刺部位而选用，以长度25 mm（1寸）和40 mm（1.5寸）者最常用。操作时先引导患者安静平躺，自然放松，做好常规皮肤消毒。

1. 针刺

（1）百会、神庭：快速平刺0.5～0.8寸，达帽状腱膜下，得气后，顺时针捻转，频率为2转/秒，以小幅度（小于90°）捻转补法行针约30 s，以患者有针感向四周扩散为度。

（2）气海、关元、中脘、中极：直刺1～1.5寸，得气后，顺时针捻转，频率为2转/秒，以小幅度（小于90°）捻转补法行针约30 s，以患者有针感向会阴扩散为度。可加用腹部温针灸，或脐部、任脉生姜铺灸。

（3）命门、腰阳关：患者取俯卧位，顺着腰椎棘突下缘向上斜刺1~1.2寸，得气后，顺时针捻转，频率为2转/秒，以小幅度（小于90°）捻转补法行针约30 s，以患者有针感沿脊柱向上扩散为度。可以结合背部督灸。

（4）水沟：向上与皮肤成30°夹角斜刺，得气后留针。

（5）膻中：针尖向胸骨剑突方向，向下平刺1~1.5寸，得气后，顺时针捻动针柄，频率为2转/秒，以小幅度（小于90°）捻转补法行针约30 s，以患者有针感向下扩散为度。

其他配穴平补平泻，留针30 min，每周针3次。

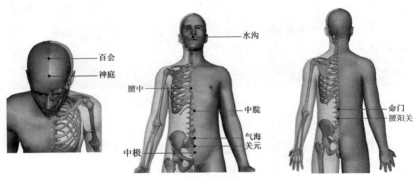

图 1-3 调任通督法主穴

2. 督脉铺灸

督脉铺灸又称长蛇灸。该灸法刺激面广，刺激部位为督脉、足太阳膀胱经等经脉循行所过之处，是将多经多穴组合应用，火力足、温通力强，具有补肾通督升阳、散寒止痛、强壮补虚、祛邪扶正等功效，常用于调任通督法治疗虚劳顽痹，特别是阳虚、虚寒性慢性病证，也可用于冬病夏治。

（1）将生姜用碎姜机打碎，均匀地沿督脉铺放（左右宽度以脊柱旁开6寸为宜），并堆砌压紧实成长方体的形状，长方体生姜末的高度大致为2.5 cm。注意：生姜末在放置皮肤上之前应先用微波炉稍加热，以有温热感为佳。

（2）艾绒塑形按实，并放置在姜末上中央，每壮艾绒的分量为5～7 g（图1-4）。

（3）点燃艾绒，艾热将缓缓地向下渗透。灸2～3壮。

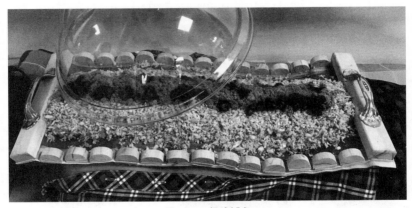

图1-4　督脉铺灸

3. 任脉铺灸

任脉铺灸方法类似督脉铺灸，但刺激部位涉及上腹自上脘穴至耻骨联合水平线之间的任脉及肚脐两旁的肾经、脾经、胃经、肝经等，亦是多经多穴组合应用，具有益气补血、填精补虚、固本培元的功效。常与督脉铺灸配合使用，可用于治疗许多内科疾病属脾肾亏虚、脏腑功能低下，或大病体虚、元气亏耗、气阴俱亏等证。一般先做督脉铺灸，激发阳气，疏通经络，隔一两日，再做任脉铺灸，补益精血，调补脏腑。

（1）将生姜用碎姜机打碎，均匀地沿任脉铺放于腹部，上平上脘穴，下平曲骨穴，左右旁开腹中线6寸，堆砌压紧实成长方体的形状，长方体生姜末的高度大致为2.5 cm。生姜末亦用微波炉加热后使用。

（2）艾绒塑形按实，并放置在姜末上中央，每壮艾绒的分量为5～7 g。

（3）点燃艾绒，艾热将缓缓地向下渗透。灸2～3壮。

（4）肾阳不足者可在铺生姜末前，在肚脐放少许食盐，以刚好盖满肚脐为度，小便不利者，可放小葱段。

三、临床应用

（一）调任通督法治疗中风

中风是在肝肾不足、气血亏虚的基础上，因劳倦内伤、忧思恼怒、嗜食厚味及烟酒等诱发脏腑阴阳失调，气血逆乱，损伤脑络。其病机可归纳为风、火、痰、气、虚、瘀六端，乃本虚标实之证。《景岳全书》云："凡病此者，多以素不能慎，或七情内伤，或酒色过度，先伤五脏之真阴，……阴亏于前而阳损于后，阴陷于下而阳乏于上，以致阴阳相失，精气不交，所以忽尔昏愦，卒然仆倒。"

关于任脉和督脉经穴治疗中风，古代医籍中有不少记载：《圣惠方》云"承浆治偏风，口眼斜"，《针灸大成》云"邪客经络药不能及，灸气海、关元"，《针灸逢源》云"中风卒倒不醒，神阙、丹田、气海皆可灸之"，《千金方》云"半身不遂，失音不语，可先灸百会"。

我们团队采用调任通督针法，重用任督二脉经穴，以改善脑缺血损伤，促进神经康复。在针灸科治疗的患者，大多辨证属中风中经络，不单纯是血瘀痰浊等阻滞于半侧肢体或局部，其责任病灶实际在脑，因此，也应该用醒神、调神的方法来恢复脏腑和肢体的功能。

现代针刺治疗脑卒中的临床与实验研究都重视头针，而头针穴位大都以督脉经穴为主，辅以阴经穴位，我们前期的基础研究也证实，针刺任督二脉有保护神经和促进神经修复的作用，重用任督二脉经穴治疗脑卒中疗效肯定。

1. 调任通督法治疗中风急性期

（1）中经络。

治则：调任通督，疏通经气。

主穴：百会、关元、气海、水沟、命门。

配穴：肩髃、曲池、合谷、环跳、委中、阳陵泉、昆仑。

辨证选穴：肝阳暴亢者加太冲、风池、极泉；风痰阻络者加丰隆、风池、中脘、内关；痰热腑实者加内庭、丰隆、上巨虚、天枢；气虚血瘀者加足三里，肾俞改用灸法；阴虚风动者加太溪、极泉。

操作：每日治疗1次，每穴行针0.5 min，每次留针30 min。

（2）中脏腑。

①闭证。

治则：调任通督，醒脑开窍。

主穴：百会、水沟、关元。

配穴：尺泽、极泉、委中、内关，十宣点刺放血。

辨证选穴：风火闭窍者加风池、太冲，痰火闭窍者加丰隆，痰湿蒙窍者加气海、足三里、丰隆。

操作：每日治疗1次，行针0.5 min，每次留针30 min。

②脱证。

治则：回阳固脱。

主穴：百会、水沟、关元。

配穴：内关、归来、三阴交、神阙、中脘。

操作：神阙、关元、百会施灸，每日治疗1～2次，每次30 min；其他穴位针刺，每日治疗1次，每穴行针0.5 min，留针30 min。

2. 调任通督法治疗中风恢复期及后遗症期

主穴：百会、气海、关元、命门、水沟。

配穴：脾肾亏虚、气虚血瘀者加三阴交、膈俞、血海、足三里、肾俞、脾俞，脾肾亏虚、痰瘀阻络者加血海、合谷、足三里、丰隆、肾俞、脾俞，肝肾亏损、风阳上扰者加太冲、三阴交、太溪、风池、肝俞、肾俞，肝肾亏损、痰瘀阻络者加血海、合谷、太冲、风池、肝俞、肾俞、丰隆，肝肾亏损、风痰阻络者加合谷、太冲、风池、肝俞、肾俞、丰隆，肝肾亏损、筋痿骨弱者加大钟、悬钟、肾俞、肝俞、阳陵泉，脏腑虚损、阴阳两亏者加足三里、脾俞、肾俞、三阴交。

局部选穴：口角歪斜者加地仓、颊车；言语謇涩或失语者加舌三针、风府、哑门，或金精、玉液点刺放血；吞咽困难者加风池、完骨、翳风、廉泉；上肢不遂者加肩髃、手三里、合谷；下肢不遂者加环跳、风市、太冲；上肢拘急者加曲池、外关、合谷；手握固者合谷透劳宫；握力欠佳者加八邪；肢体肌肉萎缩者阳明经排刺；足内翻者丘墟透照海；尿失禁、尿潴留者加中极、曲骨、秩边；便秘者加丰隆、支沟、大肠俞、天枢；失眠者加照海、印堂、安眠、神门、三阴交。

操作：关元、气海补法，余穴虚证用补法，实证用泻法。每日治疗1次，每次留针30 min。

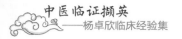
医案举例

案一：

宋某，女性，74岁，因"右侧肢体活动不利伴失语20余日"于2016年6月20日来求治。患者于2016年5月24日17时许无明显诱因下突发右侧肢体活动不利，言语不清，呕吐少许胃内容物，送至医院急诊就诊。住院期间头颅MRI示"左侧大脑脚，脑桥、左侧桥臂，左侧小脑半球，小脑蚓部亚急性脑梗死，双侧额、顶叶皮层，双侧放射冠，基底节区，丘脑，左侧海马多发脑缺血，脑白质变性，脑萎缩"，MRA提示"脑动脉硬化"。治疗20余日后病情稳定出院。现症见：神志清，精神疲倦，右侧肢体活动不利，失语，时有头晕头痛，偶有咳嗽无咯痰，时有气短乏力、心悸自汗，纳可，夜寐一般，排便无力。查体：BP 111/69 mmHg。舌淡暗，苔薄白，脉细涩。神志清，伸舌右偏，口角向左歪，咽反射减弱，右侧上下肢肌力1+级，查体配合欠佳，右侧肢体肌张力减低，腱反射减弱，右巴氏征（+）。

中医诊断：中风-中经络；西医诊断：脑梗死恢复期。

辨证：气虚血瘀。

治则：益气活血通络。

针刺治疗：予调任通督法针刺治疗为主，调整阴阳，疏经通络。主穴：关元、气海、水沟、廉泉、百会、腰阳关；配穴：风池、内关、解溪、申脉、照海，患侧上下肢阳明、少阳经穴各2～3个，头针运动区、语言区。每日治疗1次，每次留针30 min。每周予气海、关元、腰阳关处隔姜灸1次。

其他治疗：康复锻炼。常规脑卒中二级预防药物治疗。

经治疗3周后，患者症状好转，右侧肢体活动不利改善，可扶行，言语渐清，未诉头晕头痛，偶有呛咳，未诉心慌胸闷，能自行进食，二便可。舌淡暗，苔薄白，脉细缓。查体：右上肢肌力2级，右下肢肌力4级。

案二：

许某，男性，72岁，因"右侧肢体活动乏力伴言语謇涩、饮水呛咳3月"于2015年5月11日求治。患者于3个月前无明显诱因下出现右侧肢体乏力，伴言语謇涩、饮水呛咳，行头颅CT示"左侧基底节区多发性脑梗死"。经住院静滴活血通络、营养神经等药物后病情稳定出院，遗留右侧肢体乏力，饮水呛咳，吞咽困难，言语謇涩，出院后经常由于呛咳引起肺部感染。现求中医康复治疗。现症见：右侧肢体活动不利伴言语謇涩，饮水呛咳，面色淡白，气短乏力，心悸自汗，舌质暗淡，苔薄白，脉细涩。查体：神清，BP 150/95 mmHg，右侧中枢性面舌瘫，舌肌无萎缩及震颤，右侧咽反射减弱，下颌反射亢进，掌颏反射阳性，右侧上下肢肌力3⁻级，肌张力增高，右巴氏征（＋），左侧肢体肌力、肌张力正常，四肢深浅感觉正常。

中医诊断：中风–中经络；西医诊断：脑梗死恢复期，假性延髓性麻痹。

辨证：气虚血瘀。

治则：益气活血通络。

针灸治疗：予调任通督法针刺治疗以调和阴阳，疏通经气。主穴：百会、风府、气海、关元。配穴：风池、供血（风池穴下1.5寸）、廉泉、天突。关元、气海两穴采用艾条温和灸，每穴每次灸20 min。以上针灸每日治疗1次，每周治疗5天，20次为1个疗程。

方药：补阳还五汤加减，每日1剂，水煎口服。

黄芪30 g　当归10 g　桃仁10 g　红花6 g

地龙15 g　赤芍15 g　川芎8 g　蜈蚣2条

经以上针灸及中药治疗1个疗程后，患者语言及吞咽功能恢复正常，肢体活动也有好转，双侧上下肢肌力4$^+$级。嘱患者平素调饮食、慎起居，密切监测血糖血压。随访半年，未见复发。

按：中风是针灸科病房优势病种，中医针灸康复疗效显著。阴阳辨证是中医辨证的总纲，《素问·阴阳应象大论》曰："阴阳者，天地之道也，万物之纲纪，变化之父母，生杀之本始，神明之府也，治病必求于本。"《景岳全书·传忠录》云："凡诊病施治，必须先审阴阳，乃医道之大纲。阴阳无谬，治焉有差？"中风的病理机制本为阴阳失调、气血衰少，标为风火、痰湿、气郁等阻滞经络或脏腑，选用气海、关元、腰阳关结合生姜温灸，可发挥腧穴主治功效与生姜艾火的温通升阳协同作用，来补养元气精血，强腰健肾。针水沟，通任督阴阳而豁痰清络，风池为祛风要穴，申脉、照海分别通阳跷、阴跷，主运动，余穴为对症选穴。配合头针运动针法，在调补先天肾气、补益精血的基础上通络祛风，平衡阴阳，从而达到促进肢体言语功能的康复效果。

（二）调任通督法治疗不寐

失眠属于中医学不寐、不眠、不得卧、目不瞑等范畴，是以经常难以入寐为特征的一种证候，症情不一，有初起难以入寐者，有寐而易醒、醒后不能再眠者，有时寐时醒、睡眠不稳，或乱梦纷纭者，甚则通宵不寐。按中医辨证分型可分为心脾亏损、心肾不交、心胆虚怯、脾胃不和及肝阳上扰等五型，分析其病因病机，主要由营卫不和、阴阳失衡及脏腑功能失调所致。《灵枢·大惑论》曰："卫气不得入于阴，常留于阳。留于阳则阳气满，阳气满则阳跷盛；不得入于阴则阴气虚，故目不瞑矣。"《诸病源候论》曰："若心烦不得眠者，心热也。若但虚烦，而不得眠者，胆冷也。"《景岳全书》曰："神安则寐，神不安则不寐。"

阴阳失衡、营卫之气循行失常，是导致失眠的根本原因。取督脉、任脉腧穴为主，体现了调理阴阳、协调营卫的基本思想。调任通督针法治不寐，是通过调治五脏，特别是心、脑、肝、肾等脏腑功能实现的，这与任督二脉在经络上具有平衡气血、调和营卫、通髓健脑的作用密切相关。针刺能够泻其有余（平逆夜间相对亢盛的阳气）、补其不足（补益日间不足的正气），调整机体阴阳、营卫的平衡，使机体的功能回到阴平阳秘的状态。临床上采用调任通督法治疗不寐，临床好转率超过90%。

调任通督法治疗不寐的主穴包括百会、神庭、气海、关元、中脘、膻中，配穴包括四神聪、神门、安眠、照海、足三里、内关、三阴交、太冲、印堂。

医案举例

案一：

许某，女性，29岁，因"眠差4月"于2016年3月29日求诊。患者因工作压力大出现夜寐不安。现症见：面色少华，入睡困难，卧床2 h后方能入睡，多梦，无头痛头晕，无心慌胸闷，白天疲乏感明显，情绪烦躁易怒，纳少，大便溏薄黏腻，两天解1次，小便调。舌体稍大，质淡红，苔薄白，边有齿印，脉弦细。

中医诊断：不寐；西医诊断：睡眠障碍。

辨证：肝郁脾虚。

治则：疏肝健脾。

针灸治疗：

取穴：百会、神庭、气海、关元、安眠、内关、神门、合谷、太冲、足三里、阴陵泉、三阴交、照海。百会、神庭、安眠

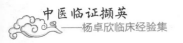

予连续波低频电针治疗，气海、关元、足三里予温针灸，余穴予平补平泻手法，每周治疗3次，每次留针30 min。

2周后患者眠安、纳可、面露笑容，病愈。

案二：

王某，女性，30岁，因"失眠，多梦1月"于2010年11月2日就诊。患者诉近1个月失眠、多梦、易醒，心悸健忘，头晕眼花，四肢疲倦，精神疲惫。现症见：神疲，面色㿠白，心慌，头晕，语低气弱，纳呆。查体：舌淡，苔薄，脉细弱。

中医诊断：不寐；西医诊断：睡眠障碍。

辨证：心脾两虚，神失所养。

治则：补养心脾，化生气血。

针灸治疗：予调任通督法针刺治疗以调和阴阳、安神定志。取穴：百会、神庭、关元、神门、内关、三阴交、心俞、脾俞。每周治疗3次，每次留针30 min。

方药：归脾汤加减，每日1剂，水煎服。

黄芪30 g　　白术15 g　　茯神15 g　　党参15 g

远志15 g　　酸枣仁15 g　龙眼肉15 g　柏子仁15 g

炙甘草10 g　夜交藤10 g　当归10 g　　木香10 g

大枣10 g　　生姜3片

针刺治疗10次后患者睡眠明显改善，做梦减少，夜间醒来1~2次，次日疲倦嗜睡症状消失。守原方，再针治10次，睡眠基本恢复正常。3个月后随访未见复发。

案三：

余某，女性，46岁，因"反复眠差发作6月余"，于2010年2月5日就诊。患者诉近半年来睡眠质量下降，入睡困难，多梦，易醒，醒后难入睡，严重时彻夜难眠。间断服中药汤剂治疗，症状时好时坏。现症见：入睡困难，每晚总睡眠时间3 h左右，次日头晕，健忘，心烦，易怒，口干，耳鸣，神疲乏力，腰膝酸软，两胁胀痛，小便黄。LMP：2010年1月30日。查体：舌红苔薄，脉弦细。

中医诊断：不寐；西医诊断：睡眠障碍。

辨证：肝郁化火，心神失养。

治则：清肝泻火，安养心神。

针灸治疗：予调任通督法针刺治疗以调和阴阳，泻火安神。取穴：百会、神庭、关元、神门、内关、三阴交、行间、风池。每周治疗3次，每次留针30 min。

方药：龙胆泻肝汤加减，10剂，每日1剂，水煎服。

当归20 g　　生地黄20 g　　柴胡15 g　　黄芩15 g

茯苓15 g　　龙胆草10 g　　郁金10 g　　泽泻10 g

煅龙骨30 g　　煅牡蛎30 g

针刺治疗10次后患者睡眠明显改善，躺下后能立即入睡，可以睡6 h左右，次日疲倦、嗜睡症状消失，偶有腰酸。守原方加杜仲10 g、夜交藤10 g。再针治10次，睡眠恢复正常。3个月后随访未见复发。

按：不寐之病机与脏腑功能失调、气血亏虚、阴阳失调有关，如《素问·逆调论》所言："阳明者，胃脉也，胃者六府之海，其气亦下行，阳明逆不得从其道，故不得卧也。下经曰：胃不和则卧不安。"《灵枢·营卫生会》曰："壮者之气血盛，其肌肉滑，气道通，营卫之行不失其常，故昼精而夜暝。老者之气血衰，其肌肉枯，气道涩，五脏之气相搏，其营气衰少而卫气内伐，故昼不精，夜不暝。"《灵枢·口问》言："卫气昼日行于阳，夜半则行于阴，阴者主夜，夜者卧……阳气尽阴气盛，则目暝，阴气尽而阳气盛，则寤矣。"调任通督针法选百会、神庭，予电针刺激镇静安神，选取任脉经穴关元等配合足三里温针灸补

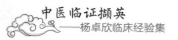

气扶正，合谷、太冲开四关通络解郁，三阴交、阴陵泉健脾化湿，配合安眠、神门、照海等治疗不寐的经验要穴，以祛邪扶正、调神安眠。临床上必要时还可予针灸结合服用中草药调理，如长期严重失眠，或抑郁、焦虑重症患者须先酌情予精神类药物控制症状同时予针灸和中药调理，再根据病情逐渐减少精神类药物用量。

（三）调任通督法治疗不孕症

关于不孕症，《素问·骨空论》曰："督脉者……此生病……其女子不孕。"《圣济总录》曰："妇人所以无子者，由于冲任不足，肾气虚寒故也。"《济生方》曰："妇人血弱，子脏风冷凝滞，令人少子。"《景岳全书》曰："产育由于气血，气血由于情怀，情怀不畅则冲任不充，冲任不充则胎孕不受。"《丹溪心法》曰："若是肥盛妇人……恣于酒食之人，经水不调，不能成胎。"《医宗金鉴》曰："或因宿血积于胞中，新血不能成孕。"以上论述强调了任、督、冲脉等奇经，肾、天癸，奇恒之腑脑、女子胞与精宫的相互影响。

调任通督法治不孕症取穴如下。

主穴：百会、神庭、腰阳关、命门、气海、关元、中极。

配穴：血海、地机、次髎、肾俞、足三里、三阴交、合谷、太冲。

医案举例

熊某，女，32岁，因"未避孕未孕2年"于2017年10月31日求诊。现病史：未避孕未孕2年，平素工作压力较大，情绪急躁，眠差，疲倦，纳可，大便溏烂，时有黏腻，夜尿频。生育史及月经史：G2P0A2，2009年人工流产1次，2012年孕4月胎停引产。既往月经周期23～24日，经行5～6日，量少，色鲜红，夹血块，时有痛经。LMP：2017年10月22日。查体：舌淡红，苔薄白，边齿印，脉弦。辅助检查：2017年6月2日查妇科超声示"子宫内膜局部连续性中断，结合病史考虑宫腔粘连？宫腔内所见异常，考虑弓形子宫可能。内膜4.3 mm"。

中医诊断：不孕症；西医诊断：继发性不孕。

辨证：肝郁脾虚。

治则：疏肝健脾。

针灸治疗：

取穴：关元、气海、中极、命门、腰阳关、百会、四神聪、足三里、三阴交、阴陵泉、合谷、太冲。关元、气海、中极、命门、腰阳关、足三里予温针灸，配合每周督灸1次、任脉灸1次交替。足三里、三阴交予低频连续波电针30 min，余穴平补平泻，每周治疗3次。

2017年11月28日二诊。LMP：2017年11月18日，经行5日干净，量较前增加，色鲜红，夹少许血块，轻微痛经。诉情绪急躁好转，眠差改善，偶有疲倦，纳可，大便正常，夜尿稍频。舌脉同前。辅助检查：2017年11月27日外院查妇科超声示"考虑不全纵隔子宫，内膜7 mm"。患者既往月经周期23～24天，时值排卵期，阴阳氤氲之时，指导同房。

2018年1月17日三诊。患者查血β-HCG定量：16603.0 mIU/mL。子宫、附件彩超提示宫内妊娠。

按：如《灵枢·五音五味》所说"今妇人之生，有余于气，不足于血，以其数脱血也，冲任之脉，不荣口唇，故须不生焉"，气血失调可影响冲任之脉，导致女子不孕。叶天士在《临证指南医案》中首先提出"女子以肝为先天，以血为本"的观点。《素问·阴阳别论》曰："二阳之病发心脾，有不得隐曲，女子不

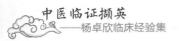

月。"本医案中，患者不孕与肝气郁结、脾虚湿阻、气血失和、冲任失调相关，予腰腹部任督二脉经穴温针灸及督灸、任脉灸，可益气温阳、调补冲任，头部经穴电针旨在镇静安神、调理情绪，合谷、太冲解郁通络平肝，阴陵泉、足三里分别为脾经、胃经合穴，三阴交为肝经、脾经、肾经交会穴，针之可调理肝、脾、肾脏腑功能。诸穴同用，可共同达到补虚扶正、调理冲任助孕的功效。

第五节　调任通督法的临床与基础研究

一、调任通督法治疗中风的研究

为探索调任通督法的有效性及其机理，深圳市中医院针灸科团队开展了系列基础实验研究与针灸临床观察研究。在"针刺任脉对缺血大鼠神经干细胞增殖与分化的影响"研究中发现，电针治疗模型鼠的大脑海马齿状回和室下带NSCs增殖显著，表明针刺任脉穴可促进脑内NSCs的增殖，从而促进缺血后脑神经的修复，由此推测电针任脉促进缺血后NSCs的增殖是电针任脉促进脑缺血神经功能修复的重要机制。随后，采用针刺刺激脑缺血模型大鼠督脉百会、水沟穴，发现人脐血中确实存在MSCs且高度表达表面特异性抗原标记。跟单纯人脐血MSCs移植比较，电针任督二脉联合人脐血MSCs移植或电针督脉联合人脐血MSCs移植能够更好地上调缺血灶边缘区VEGF蛋白的表达，下调TUNEL染色阳性细胞数量，促进神经功能缺损恢复并明显改善其局部病理结构，从而更好促进脑缺血后的神经保护和损伤修复。

研究发现，调任通督针法具有以下特点：①促进脑缺血后神经干细胞增殖与分化；②调节神经细胞凋亡，调节VEGF和炎症因子。提示针刺任督二脉经穴具有促进脑缺血后神经修复和减少神经损伤的作用。因此，针刺任脉和督脉穴位，调任通督，能够使得阴升阳降，循环无端，脑府清空得以充养，对促进中风后NSCs的增殖和分化、保护神经元、减少凋亡有积极作用。

此外，调任通督法对改善中风后假性延髓性麻痹有显著疗效。假性延髓性麻痹属于中医失语、喉痹、喑痱等范畴，临床表现主要为吞咽困难与构音障碍，是中风常见的伴随症状，容易导致患者进食或饮水呛咳，引发肺部感染。传统的针刺疗法主要以豁痰开窍、通咽利喉、疏通经络、宣畅气机为原则，常以局部选穴为主，如风池、完骨、廉泉、哑门等穴位。研究团队在长期临床实践中发现，中风后假性延髓性麻痹的病理机制及临床表现与任督二脉密切相关，治疗时选用督脉经穴百会、风府，任脉经穴廉泉、天突取得较好的疗效，能改善脑梗死假性延髓性麻痹患者的吞咽功能和言语功能。

二、调任通督针法治疗不孕症的研究

临床试验发现，调任通督针法能促使肾阳虚型多囊卵巢综合征患者月经周期恢复正常，增加子宫内膜厚度，促进卵泡发育成熟，有效降低血清LH水平，提高E_2、P水平，改善卵巢功能，有效提高排卵率和妊娠率。

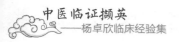

三、调任通督法治疗不寐、抑郁症的研究

　　阴阳失衡、营卫之气循行失常，是导致不寐的根本原因。以督脉、任脉腧穴为主治疗不寐，体现了调理阴阳、协调营卫的基本思想。临床上采用调任通督法治疗不寐，临床好转率超过90%。针对调任通督针法治疗不寐的主穴处方研究发现，该法治疗不寐的最佳主穴处方组合为百会、神庭、气海、关元、中脘、膻中。

　　在抑郁症的治疗方面，研究团队开展了"针刺督脉和膀胱经促进抑郁症大鼠海马神经元再生的实验研究"，结果发现针刺督脉加膀胱经腧穴可能通过激活细胞外信号调节激酶ERK通路，减轻大鼠海马神经元的损伤，从而改善大鼠抑郁症状。

　　2018年，在"三民工程"推动下，我研究团队承担了针灸治疗产后抑郁症的国家重点研发计划项目。目前该项目正在进行中，已完成病例数近百例，临床疗效较好。从临床反映看，针灸治疗轻中度产后抑郁症的效果肯定，患者接受度高。

第二章

学 术 经 验

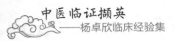
第一节　调治肝脾治疗神志病

一、中医学对神志病的认识

　　神志病是指在情志（喜、怒、忧、思、悲、恐、惊）等多种因素作用下，人体脏腑阴阳失调、气血逆乱，从而导致认知、情感、行为和意志等神志活动障碍的一类疾病，相当于现代医学的精神疾病及社会心理疾病。也就是说神志病的范畴实际上就是以神志异常为表现的病证，其中包含了因情志因素导致的部分病证。由此可以得出神志病的概念，即以包括五神、七情在内的一系列精神心理意识思维活动异常为表现的一类病证，涉及不寐、郁证、脏躁、癫狂等多种疾病，和现代医学中的睡眠障碍、抑郁状态、癔症、精神分裂症等比较接近。由于此类疾患所包含的具体病证较多而复杂，且由于中西医病名不能完全对应，有时一个中医病证可对应几个或十几个西医疾病，所以这里梳理一下古代医家对常见的几种神志病的论述。

二、古代医家对常见神志病的认识

1. 不寐

　　据文献记载，"不寐"最早可追溯至马王堆汉墓帛书《足臂十一脉灸经》与《阴阳十一脉灸经》，书中将本病称为"不卧""不得卧""不能卧"。《黄帝内经》称此病为"不得卧""卧不安""卧不得安""不得安卧""不卧""不能卧""少卧""目不瞑""夜不瞑""不夜瞑""不能眠"等。唐宋时期，许叔微在论述不寐病因时曾言："平人肝不受邪，故卧则魂归于肝，神静而得寐。今肝有邪，魂不得归，是以卧则魂扬若离体也。"这开创了不寐从肝论治的先河。明代医家张景岳在其著作中指出："不寐虽病因不一，然惟知邪正二字尽之矣。盖寐本乎阴，神其主也。神安，则寐；神不安，则不寐。"张氏将"五脏藏神"理论进行了拓展，并将情志导致不寐这一理论进行了较为完整的阐述，并确立了治法方药。不寐从肝论治的理论在这一时期也得到了发展。《杂病源流犀烛》中载有"肝虚而邪气袭者，必至魂不守舍，故人卧则不寐"的记述，而《辨证录》中言"气郁既久，则肝气不舒，肝气不舒，则肝血必耗，肝血既耗，则木中之血上不能润于心"。同时，沈金鳌对胆与不寐的关系也有论述，即"心胆惧怯，触事而惊，梦多不祥，虚烦不眠"，《医宗金鉴》同样指出"胆虚气怯"可致"恐畏不能独自卧"。

脾胃为后天之本、气血津液化生之源，又为气机之枢，大脑的高级神经功能活动离不开脾胃化生水谷精微及调节气机的作用。《灵枢·平人绝谷》曰："胃满则肠虚，肠满则胃虚，更虚更满，故气得上下，五脏安定，血脉和利，精神乃居。故神者，水谷之精气也。"《黄帝内经》中"胃不和则卧不安"之语也强调了脾胃不舒对睡眠的影响。

2. 郁证

《黄帝内经》中虽无郁证病名，但有关于五气之郁的论述，《素问·六元正纪大论》曰："木郁达之，火郁发之，土郁夺之，金郁泄之，水郁折之。"且有"思则气结""忧则气闭不行""怒则气逆伤肝"等关于情志致郁的论述。《金匮要略》中记载了脏躁和梅核气两种属于郁证的病证。元代朱丹溪在《丹溪心法》中提出了"六郁"学说，倡导"气郁"为六郁之首、"肝郁"为诸郁之先的观点。明代虞抟的《医学正传》中首先采用郁证病名，并逐渐把情志致郁作为郁证的主要内容[1]。

朱丹溪也很重视脾的功能，他说："脾具坤静之德，而有乾健之运，故能使心肺之阳降，肾肝之阴升，而成天地之交泰，是为无病。"若脾胃功能受损，纳运无权，气血阴阳失调，加之脾胃升清降浊功能逆乱，痰湿、水饮、瘀血等病理产物留聚，致使气血不能上养清窍与五脏神，会使"人有五脏化五气，以生喜怒悲忧恐"的气机紊乱，导致七情变化。故《黄帝内经》有"脾愁忧而不解则伤意，意伤则悗乱"之论。思虑本为脾之志，《素问·阴阳应象大论》言"脾在志为思""思伤脾"。思虑太过则伤脾，中焦脾胃为一身气机升降之枢纽，脾伤则气机郁结不行，健运失司，而致脾病矣，此为思虑致病的病机所在。有学者认为，中焦气机在神志活动中占有重要地位。因此，思虑太过阻滞中焦气机，易导致神志活动异常。《灵枢·本神》云："心，怵惕思虑则伤神。"思又可伤心神，志凝神聚，而致心怯，失去自主能力。若兼惊恐，则又伤肾，肾伤则精液不固而自流矣。思虑过度可致崩漏、白淫、筋痿、心痹等病，也可引发精神抑郁等神志异常的病证。

三、调治肝脾法治疗神志病

治疗神志病，本人多从肝脾着手，以调治肝脾法治之。

（一）肝脾与神志病的关系

1. 肝的生理、病理特点及其与神志病的关系

肝主疏泄，可调畅人体全身的气机。气机，即气的升降出入运动。升降出入是气化作用的基本形式。人体不断地发生着升降出入的气化作用。气化作用的升降出入过程是通过脏腑的功能活动而实现的。人体脏腑经络、气血津液、营卫阴阳，无不赖气机升降出入而相互联系，维持其正常的生理功能。肝的疏泄功能，对全身各脏腑组织的气机升降出入之间的平衡协调，起着重要的疏通调节作用。"凡脏腑十二经之气化，皆必藉肝胆之气化以鼓舞之，始能调畅而不病。"（《读医随笔·卷四》）因此，肝的疏泄功能正常，则气机调畅、气血和调、经络通利，脏腑组织的活动也就正常协调。

肝可调节精神情志。情志，即情感、情绪，是指人类精神活动中以反映情感变化为主的一类心理过程。中医学的情志属狭义之神的范畴，包括喜、怒、忧、思、悲、恐、惊，亦称为七情。肝通过其疏泄功能对气机的调畅作用，来调节人的精神情志活动。人的精神情志活动，除由心神所主宰外还与肝的疏泄功能密切相关，故《素问·灵兰秘典论》有"肝主谋虑"之说。谋虑就是谋思虑，深思熟虑。肝主谋虑就是肝辅佐心神参与调节思维、情绪等神经精神活动的作用。在正常生理情况下，肝的疏泄功能正常，肝气升发，既不亢奋，也不抑郁，舒畅条达，则人就能较好地协调自身的精神情志活动，表现为精神愉快，心情舒畅，理智清朗，思维灵敏，气和志达，血气和平。若肝失疏泄，则易引起人的精神情志活动异常。疏泄不及，则表现为抑郁寡欢、多愁善虑等；疏泄太过，则表现为烦躁易怒、头胀头痛、面红目赤等。故《柳州医话》曰："七情之病，必由肝起。"宋代高以孙

的《纬略卷十》云："神者气之子，气者神之母，形者神之室。气清则神畅，气浊则神昏，气乱则神去。"肝主疏泄失常与情志失常，往往互为因果。肝失疏泄而情志异常，称为因郁致病。因情志异常而致肝失疏泄，称为因病致郁。

肝可促进消化吸收。脾胃是人体主要的消化器官。胃主受纳，脾主运化。肝主疏泄是保持脾胃消化吸收功能正常的重要条件。肝对脾胃消化吸收功能的促进作用，是通过协调脾胃的气机升降和分泌、排泄胆汁而实现的。

不寐和郁证等神志病多为内伤情志、情志失调所致，肝郁是重要因素，所以肝气郁结是其主要病机。因情志不舒，抑郁恼怒，肝失疏泄、条达，肝气郁结，久郁可化火，火性上炎，扰动心神，神不得安则失眠、抑郁；肝郁抑脾则饮食减少，生化乏源；营血渐耗则心失所养，神失所藏；气郁则血瘀不行，久郁及肾则阴虚火旺，出现五脏气机不和之诸症。宋代许叔微的《普济本事方·卷一》在论述不寐的病因时说："平人肝不受邪，故卧则魂归于肝，神静而得寐。今肝有邪，魂不得归，是以卧则魂扬若离体也。"

2. 脾的生理、病理特点及其与神志病的关系

脾胃为后天之本，主运化水谷精微，化生气血，濡养全身，是维持人体脏腑功能活动正常的基础。李东垣在《脾胃论》中指出："内伤脾胃，百病由生。"他认为脾胃是元气之本，而元气是健康之本，脾胃伤则元气衰，元气衰则百病生。

脾主运化，是指脾具有将水谷化为精微，并将精微物质转输至全身各脏腑组织的功能。实际上，脾的功能就是对营养物质进行消化、吸收和运输。五脏六腑维持正常生理活动所需要的水谷精微，都有赖于脾的运化作用。由于饮食水谷是人出生之后维持生命活动所必需的营养物质的主要来源，也是生成气血的物质基

础，而饮食水谷的运化则是由脾所主，故《医宗必读·肾为先天本脾为后天本论》曰："一有此身，必资谷气，谷入于胃，洒陈于六腑而气至，和调于五脏而血生，而人资之以为生者，故曰后天之本在脾。"《素问·奇病论》云："五味入口，藏于胃，脾为之行其精气。"人以水谷为本，脾胃为水谷之海，故又云脾胃为后天之本，气血生化之源。脾的运化功能强健，习惯上称作"脾气健运"。脾气健运，则机体的消化吸收功能才能健全，才能为化生气、血、津液等提供足够的养料，才能使全身脏腑组织得到充分的营养，以维持正常的生理活动。反之，若脾失健运，则机体的消化吸收功能便因之而失常，就会出现腹胀、便溏、食欲不振以至倦怠、消瘦和气血不足等病理变化。

脾居中焦，为人体气机升降的枢纽，故在人体水液代谢过程中起着重要的枢纽作用。因此，脾运化水湿的功能健旺，既能使体内各组织得到水液的充分濡润，又不致使水湿过多而潴留。反之，如果脾运化水湿的功能失常，必然导致水液在体内停滞，从而产生水湿、痰饮等病理产物，甚则形成水肿。脾主升清中的"升"是指上升和输布，"清"是指精微物质。脾主升清是指脾具有将水谷精微等营养物质吸收并上输于心、肺、头目，再通过心肺的作用化生气血，以营养全身，并维持人体内脏位置相对恒定的作用。这种运化功能的特点是以上升为主，故说"脾气主升"。脾的升清功能正常，水谷精微等营养物质才能正常吸收和输布，气血充盛，则人体生机盎然。同时，脾气升发，又能使机体内脏不致下垂。如脾气不能升清，则水谷不能运化，气血生化无源，可出现神疲乏力、眩晕、泄泻等症状。脾气下陷（又称中气下陷），则可见久泄脱肛甚或内脏下垂等。故脾胃健运是人体健康的根本。

脾胃运化的水谷精微化生气血濡养他脏。气血上奉于心，则心神得养，神明安位；气血受藏于肝，则肝体柔和，肝用有度，气机调达；气血化而为精，内藏于肾，则肝肾阴精充盛，相火不亢，水火相济。若脾胃功能失调，气血生化乏源，心脉无以濡养，可进一步耗伤心血，心脾两脏病理上相互影响，日久形成心脾两虚之证，可出现心神失养，神志失常；饮食不节，脾胃受伤，宿食停滞，酿为痰热，上扰心神，使心血不静，阳不入阴，也可引发神志病。故脾胃功能健旺也是心、肝、肾等脏功能正常运行的前提，故神志病中心神失养、肝郁气滞、心肾不交等证型也多与脾胃功能失调有关。

（二）岭南地区气候因素对神志病的影响

广东地区主要属于亚热带季风气候，天气炎热潮湿，外湿内困于脾，往往容易导致人体脾主运化水湿功能失调，而脾失健运易生内湿，内外湿交加可进而困遏脾阳。

广东独特的地理环境孕育了丰富的中药材，中医药在当地具有良好的群众基础。广东人饮用凉茶的习惯由来已久，凉茶是广东中医药文化中不可或缺的部分。凉茶盛行于两广、港澳地区，与岭南气候和水土有很大关系。岭南为百越之地，"地湿水温"，水质偏燥热，因此当地人身体易"聚火"。由于凉茶有清凉散热、解暑去湿的功能，而且不论盛夏隆冬，四时可服，所以深受岭南民众喜爱。但凉茶多选用药性寒凉的中草药熬制而成，寒凉之品可损伤脾阳。随着时代变迁，人们的生活方式也发生了重大的改变，冰箱、空调等制冷电器的普及，给人们生活带来了便利和舒适，然而，进食冰冻食品、长期感受空调冷气会耗伤人体阳气。基于这样的气候特点、饮食习惯及生活方式，本地区的患者往往更易于形成脾虚体质，这是临床上要重视调理脾胃气血的重要原因之一。

（三）现代都市社会因素对神志病的影响

现代都市社会经济相对发达，生活节奏快，物价高昂，工作压力大，许多上班族长期加班熬夜。脾在志为思，超时工作，思虑过度可耗伤脾气。另外，高强度的工作往往可导致肝失疏泄，肝气郁结，可见闷闷不乐或情绪急躁易怒。临床中，我们观察发现，失眠、抑郁患者以女性居多，并有很大部分患者为年轻人，文化程度亦越来越高，多数为脑力劳动者。女性居多，可能与女性的心理、生理特点及所处的社会、家庭环境有关。女性有较强的直觉，容易受环境影响，"女子以血为本，以肝为先天"，每月月事来潮，暗耗肝血。除此以外，现实生活中，女性除了完成工作外，还要担负较多家务，所以从这几个方面可以理解失眠、抑郁者为何以女性居多。而文化程度越高者，脑力工作程度就越深，精神势必就越紧张。究其根本，现代生活节奏的加快，特别是在大城市里，人与人之间的竞争日益激烈，精神压力及经济压力日益增加，压力不能很好地释放，使人们长期保持精神紧张的状态，久而久之，就易引发失眠、抑郁[2]。

肝在五行属木，脾属土，为相克关系，肝旺克脾可进一步加重脾虚，故中医临证时需要充分考虑时代、地理气候环境、生活方式、体质等因素，岭南地区人群常常以肝脾不和证型多见。鉴于此，以及肝主气藏血、脾主生血统血、脾胃互为表里关系等生理特点，临床治疗过程中要非常重视调补肝脾。特别是神经精神类疾病，常以调和肝脾为法。当然，如果是有肝郁化火的情况，必须要先平肝降火、解郁安神。中医方药和针灸在疏肝健脾或疏肝和胃方面各具优势和特色，中药多经脾胃消化吸收，善于化生脏腑气血，针灸通过在穴位上施以刺激，长于调和脏腑经络气血，二者相结合使用则可保证机体的气血生化源源不断，并且在

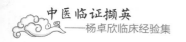

体内运行顺畅，从而起到防治疾病的作用。

（四）调治肝脾法治疗神志病的理论基础

1. 肝脾功能失调与神志病

肝可协调脾胃的气机升降。脾气主升，胃气主降，脾升胃降不仅与脾胃的消化运动相关，也与情志气机密切相关。肝的疏泄功能正常，是保持脾胃升降枢纽能够协调不紊的重要条件。肝属木，脾胃属土，土得木而达。《血证论·脏腑病机论》曰："木之性主乎疏泄。食气入胃，全赖肝木之气以疏泄之。"若肝失疏泄，犯脾克胃，必致脾胃升降失常，临床上除具肝气郁结的症状外，还可出现胃气不降、脾气不升的症状，也会有神志病的症状。

肝主藏血有赖于脾胃功能的健运。脾胃功能健运，气血生化有源，肝血充足，肝有所藏，则肝体柔和，方能肝气不亢，气机调畅。肝为木，脾为土，肝郁木旺，土必受伤。故《金匮要略》云："见肝之病，知肝传脾，必先实脾。"《医学衷中参西录·论肝病治法》云："如营血亏虚，则无以滋肝柔肝，引起肝之阴血不足。"若脾胃功能不健，气血生化乏源，肝失所藏，必肝气郁结导致气机不畅，从而导致神志病的发生。

一方面肝脾不和可致脾虚化生乏源，气血不足，元神之府不得气血濡养，或是思虑过度，损神伤脾，最终导致人的精神活动出现异常；另一方面肝脾不和可影响气机升降，致水湿内停，病理产物停聚，酿为痰热，上扰心神，引发神志病。肝郁与脾虚常常相互影响，互为因果，导致神志病的发生，即所谓"木不疏土，土壅木郁"。

综上，神志病与肝脾功能失调存在密切的联系，神志病的发生多源于脾胃功能失调与肝失疏泄的相互影响，两者互为因果。

所以，我们在临床上主要从肝脾入手来调治神志病。

2．用调治肝脾法治疗的神志病常见证型

（1）肝郁脾虚。郁怒伤肝，肝气郁结，肝郁乘脾，脾失健运，以致气血化源不足，不能养心安神而致不寐或郁证。肝郁则情志不畅、烦躁、善太息等，脾虚则面色无华、纳差、食后腹胀、大便溏等。

（2）肝郁化火。压力过大或容易紧张，则肝气郁结，郁久化火，上扰心神，心神受扰则易不寐或抑郁。肝气郁结，则胸胁胀闷；肝郁化火，则口干口苦，小便黄，大便干，舌红苔少脉弦。

（3）心脾两虚。思虑劳倦，伤及心脾，心伤则阴血暗耗、神不守舍，脾伤则纳少、生化之源不足，故血虚不能上奉于心，心失所养，致心神不安、心血不静，而成不寐或郁证。可见多思善疑、健忘、心悸、面色无华、头晕、纳差、大便溏等症。

（4）肝胃不和。肝气郁滞，横逆犯胃，胃失和降，可出现情绪抑郁或不寐。可见胃脘、胁肋胀满疼痛，嗳气，呃逆，吞酸，情绪抑郁，不欲食，苔薄黄，脉弦等症。

（5）肝气郁结。肝为刚脏，禀春木之性，性喜条达。情志不舒，遂使肝气郁结。肝脉布胸胁，经脉气滞而胸胁胀痛；肝藏血，主疏泄，肝气久滞，神明受扰，心神不宁而不寐或抑郁。可见情志不舒、胸闷喜太息、胸胁或少腹胀痛窜痛、脉弦等症，妇女可见乳房胀痛、痛经、月经不调等症。

（6）脾气虚弱。饮食失调，劳累过度，或者忧思、久病损伤脾气导致脾气虚弱，脾虚则生化乏源，不能养心安神而致不寐和抑郁。主要表现为纳少、腹胀、食后尤甚、大便溏薄、肢体倦怠，少气懒言，面色萎黄，形体消瘦，浮肿等。

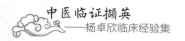

（五）调治肝脾法治疗神志病的具体方案

1. 调治肝脾针刺治疗

取穴：百会、神庭、气海、关元、神门、内关、安眠、三阴交、足三里、太冲、脾俞、肝俞。

操作：自百会向后平刺，脾俞用补法，肝俞平补平泻，不留针。余穴仰卧位用平补平泻法。两天治疗1次，每次留针30 min。

方义：督脉入络脑，百会为督脉穴，可调神安神、清利头目；气海、关元为任脉穴，配合百会治疗神志病，属调任通督针刺法。神门为心之原穴，可宁心安神；三阴交为肝、脾、肾经的交会穴，可益气养血安神；安眠穴可安神助眠，是治疗不寐的经验效穴，故常规选用，再结合脏腑辨证配穴。足三里、太冲、脾俞、肝俞可疏肝解郁、健运脾气。

2. 中药辨证治疗

（1）肝郁脾虚：四逆散合四君子汤加素馨花、珍珠母、酸枣仁等安神药。若舌尖红，加丹参、莲子心等；若大便不通，枳壳可改为枳实。

党参片15 g　　麸炒白术10 g　　茯苓15 g　　白芍15 g
素馨花15 g　　珍珠母30 g　　　枳壳10 g　　柴胡10 g
炒酸枣仁15 g　　甘草5 g

方义：四逆散可透邪解郁、疏肝理脾，四君子汤可平补脾胃，加素馨花、珍珠母、酸枣仁可安神助眠。

（2）肝郁化火：丹栀逍遥散加减。

柴胡10 g　　白术15 g　　茯苓15 g　　当归10 g
栀子15 g　　白芍5 g　　牡丹皮10 g　　甘草15 g
素馨花15 g

方义：丹栀逍遥散可疏肝解郁，健脾和营，兼清郁热，加素馨花可安神助眠。

（3）心脾两虚：归脾汤加减。

白术10 g　　党参15 g　黄芪15 g　　当归10 g

茯苓15 g　　远志10 g　酸枣仁15 g　木香10 g

龙眼肉15 g　甘草5 g　　大枣10 g

方义：本型多由思虑过度、劳伤心脾、气血亏虚所致，治疗以益气补血、健脾养心为主。

（4）肝胃不和：半夏泻心汤加减。

半夏10 g　黄连10 g　黄芩10 g　干姜10 g

甘草5 g　　大枣10 g　党参10 g

方义：本方为和解剂，具有调和肝脾、寒热平调、消痞散结之功效，治疗以寒热平调、消痞散结为主。

（5）肝气郁结：柴胡疏肝散加减。

陈皮10 g　　柴胡10 g　川芎10 g　香附10 g

炒枳壳10 g　白芍10 g　甘草5 g

方义：疏肝理气，活血止痛。

（6）脾气虚弱：四君子汤或异功散加减。

党参15 g　　茯苓15 g　白术10 g　陈皮10 g

炙甘草5 g

方义：益气补中，理气健脾。

参考文献

[1]　翟文瑜. 健脾舒肝法治疗抑郁障碍相关性失眠（肝郁脾虚型）的临床观察 [D]. 河南中医学院，2014.

[2]　闫兵，皮敏，猴燕华，等. 杨卓欣教授从肝论治失眠症举隅 [J]. 新中医，2014，46（6）：250-251.

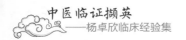

第二节　针药结合，内外施治

一、针药结合的理论基础

　　针药结合是指对同一患者同时施以针灸和药物两种治疗方法，从而加强防治疾病的作用。这种防治疾病的综合疗法为历代众多医家所推崇，古代医籍中亦有不少关于针药结合防治疾病的记载。

　　早在战国时期，扁鹊就留下"针、灸、药三者得兼，而后可与言医"之训。《素问》中就有"毒药治其内，针石治其外""杂合以治，各得其所宜"的记载，提示内服汤药和针石外治各有所宜，医家可根据临证经验，随证选择治疗手段，以达到最佳的疗效，这便是后世医家发扬针药结合学术思想的理论基础。东汉张仲景倡导针药结合防治疾病，如《伤寒论》第24条言"太阳病，初服桂枝汤，反烦不解者，先刺风池风府，却与桂枝汤则愈"。《金匮要略·妇人杂病脉证并治》中言"妇人之病……千变万端，审脉阴阳，虚实紧弦，行其针药，治危得安"，指出了针药结合在六经病、妇科疾病治疗中的合理性和重要性。唐代孙思邈在《备急千金要方·孔穴主对法第八》里重点论述了针药结合的重要性与必要性，云："若针而不灸，灸而不针，皆非良医也。针灸而不药，药不针灸，尤非良医也。但恨下里间知针者鲜耳……知针知药，固是良医。"它强调一名良医应该同时具备行针施灸和运用中药的能力，将二者结合以防治疾病。《素问·异法方宜论》中云："东方之民治宜砭石，西方之民治宜毒药，北方之民治宜灸焫，南方之民治宜微针，中央之民治宜导引按蹻。"这句话指出应根据不同地域人群的特点选择合适的治疗方法，而医术高明者善于根据疾病特点将不同治法结合起来从而将疗效发挥到最佳。明代杨继洲在《针灸大成》中论述道："疾在肠胃，非药饵不能以济；在血脉，非针刺不能以及；在腠理，非熨焫不能以达。是针灸药者，医家之不可缺一者也。"这里指出了针刺、艾灸和中药在治疗不同疾病、不同病位中的优势，它们各有所长，不可相互替代，医者应根据疾病特性选择合适的治疗方法，三者不可或缺，必要时可多种治疗相结合，起到互补的作用。明代《针方六集》言"针药二途，理无二致"，指出针灸和中药是在共同的中医基础理论上衍生的两种治疗手段，其医理互通，两者可各取所长，互补不足，共治疾病。清代徐大椿论述了经皮给药的治病机制，将中药和经络腧穴理论相结合，其医著《医学源流论》中云："用膏贴之，闭塞其气，使药性从毛孔而入腠理，通经贯络，或提而出之，或攻而散之，较之服药尤有力，此至妙法也。"

现代有些中医院分科过细，内科医生不用针，针灸医生不用药。我们应该继承传统，针药结合，综合施治，娴熟运用。针药结合是临证的重要手段和方法，在运用中相得益彰，不宜偏废，知针知灸知药是成为良医必备的素质。针药各有其长，善于灵活地运用针药各自的优势，根据不同地域的气候特点、不同患者群体的体质特性、不同病证的病理特征，将针药结合起来治疗所适宜的疾病，可以充分发挥二者的协同增效作用，发挥最大的疗效。

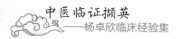
二、针、灸、药之运用

古代医籍中早就有针、灸、药综合运用治疗疾病的记载。《史记》记载扁鹊治疗虢太子病，先针"三阳五会"，再药熨两胁下，后予汤药内服，针、灸、药并施，可以说是开针药结合之先河。《后汉书·华佗传》记载了华佗先凭脉诊断双胎，再针药结合治疗李将军之妻死胎的高超医术。鉴于古代医家针药结合运用可增强疗效的经验，我们提倡调任通督针法结合中药、艾灸综合治疗，通过刺激任督二脉经穴从而调节全身的阴血和阳气，以促进机体功能恢复，达到治疗疾病的目的。

1. 不寐

《备急千金要方》在不同的卷中分别采用针灸、方药、食疗的方法治疗不寐："气海、阴交、大巨，主惊不得卧。""治大病后虚烦不得眠，此胆寒故也，宜服温胆汤方。""粳米主心烦、断下利、平胃气、长肌肉、温中。"基于前文所述，临床上针对肝脾不和证型的不寐患者，我们常采用综合治疗手段。针刺采用调任通督针法，主穴包括百会、神庭、气海、关元、中脘、内关、神门、足三里、三阴交、太冲，根据辨证补虚泻实。体质虚寒者，腹部任脉可使用温和灸、温针灸，或采用特色督脉灸。在汤药方面常用四逆散合异功散化裁治疗。此外，尚可予耳穴压丸疗法、中药泡脚、穴位贴敷治疗。还需对患者进行心理疏导，建议其清淡饮食，作息规律，鼓励患者多参与社会活动排解不良情绪，适当进行体育锻炼，这样优化的综合方案往往可取得良好疗效。

2. 郁证

古代医家对郁证有不同的认识，《景岳全书》中记载了情志三郁证治："怒郁之治：若暴怒伤肝，逆气未解宜六郁汤或越鞠丸……思郁之治：凡妇人思郁不解，致伤冲任之源而血气日亏，渐至经脉不调，宜逍遥饮或大营煎……忧郁内伤之治：若初郁不开，未至内伤宜二陈汤、平胃散。"《针灸资生经》曰："执中母氏久病，忽泣涕不可禁，知是心病也，灸百会而愈。"随着医学模式和社会结构的变化，郁证的发病率逐年升高，文献报道为 10%~15%。它既可以是一个独立的病证，也可以是其他疾病的一个并发症，它可使患者的独立生活能力严重下降甚至丧失，同时还有自杀风险。对于郁证属原发性抑郁或者其他疾病所致的轻中度抑郁者，我们主张采用综合手段进行治疗，有其他基础疾病者需对原发病进行治疗。对于重度抑郁症患者应当在精神科专科医生指导下服抗抑郁药，同时结合针灸、中药进行中西医综合治疗。许多郁证患者均伴有不同程度的睡眠困扰，因此治疗上此类患者与不寐患者亦有相似之处，包括针灸、中药、心理疏导、家人协助、适当运动、饮食调整，身心同治。针刺采用调任通督法，主穴包括百会、印堂、中脘、气海、关元、内关、神门、合谷、足三里、三阴交、太冲，补虚泻实。

中风后抑郁的患者十分常见。流行病学资料显示，中风后抑郁在中风后5年内的发病率约为31%，可发生于中风急性期、恢复期及后遗症期的任何一个阶段，常于中风后1年内发生。中风后抑郁可造成神经功能恢复障碍、独立生活能力下降甚至丧失、住院时间延长、自杀等危害。针对此类患者的治疗，往往需要采用综合干预的手段，如西药抗抑郁治疗、心理疏导、康复训练、中药辨证治疗、调任通督针刺法、梅花针、头针疗法、耳穴压丸、中药泡脚等，综合治疗的效果往往比单一疗法更好，并且可以减少远期复发风险。

同样，产后抑郁患者亦不少。由于抗抑郁药物通过乳汁对婴儿发育的远期影响目前尚不明确，因此临床上使用西药治疗产后抑郁有很大的局限性。我们采用调任通督针法等针灸干预措施，通过调任通督、调和气血、安神定志等作用以调节脑神和脏腑功能，改善轻中度产后抑郁患者的情绪抑郁、兴趣和愉悦感丧失等核心症状，对疲倦、睡眠障碍等重要症状的改善也有帮助，并能减少复发，且患者接受治疗期间无须停止哺乳，为身心痛苦的产后妈妈提供了一种绿色疗法。我们在接诊中发现，此类患者多诉说在哺乳期家人协助不佳，加之产后生理因素的变化、照料幼儿身心疲惫等，诸多因素缠绕于一身，犹如千丝万缕，剪不断，理还乱，却苦于诉说无门，终致抑郁障碍。治病需标本兼治，因此家人的陪伴和理解等良性协助对于此类患者尤其重要，对患者进行心理疏导的同时，还要重视对患者家属进行宣教，与家属进行谈话，让其充分理解患者病情的恢复需要家人的积极支持和配合。

3. 不孕不育症

《备急千金要方》云："凡人无子，当为夫妻俱有五劳七伤，虚羸百病所致，故有绝嗣之殃。夫治之法，男服七子散，女服紫石门冬丸，及坐药，荡胞汤，无不有子……妇人绝嗣不生，胞门闭塞，灸关元三十壮，报之。"《急救广生集》云："经血过多崩中漏下，通里穴（针三分，灸五壮）。"卵巢功能早衰型不孕患者较多，她们多表现为月经不规则，经期越来越短，或者闭经，月经量也较前减少大半，伴有性欲冷淡、烦躁焦虑、潮热盗汗、失眠等症。卵巢功能下降及其引发的一系列问题，尤其是不孕，给患者生活带来了极大困扰。我认为只要提升自身机能，使气血阴阳恢复到平衡状态，就可以有效改善卵巢功能失调，甚至成功受孕。针灸通过经络纠正脏腑失衡，调节冲任二脉，帮助形成高质量的卵子，促成排卵，效果尤为突出。我在临床中主要采用调任通督针法，首先辨别虚证和实证，虚证者益肾暖宫，调和冲任，针灸并用，可予气海、关元、归来温针灸或者督脉灸；实证者行气活血，化痰导滞，以针法为主，此外，配以中药辨证治疗，针药并用调整脏腑阴阳以达到助孕的目的。

导致生殖能力下降的因素有很多，比如生活节奏过快、作息不规律、饥饱无度或进食过多生冷食物、缺乏运动、频繁熬夜、长期处在空调环境中，这些不良因素均可不同程度地耗损人体阳气，百病得寒乃生，阴寒过盛，下元或胞宫虚寒，则生殖之阳气被遏。因此，我往往针对不同患者的具体情况嘱咐她们调整生活作息方式，保证充足睡眠，均衡饮食，避免生冷饮食，适当运动。此外，情绪因素对孕育亦十分重要，对情绪紧张焦虑者需同时对夫妻双方进行心理疏导，嘱咐彼此切莫埋怨对方，应放松心情，相互谅解，并树立治疗信心。

4. 养生

《黄帝内经》云：“上古之人，其知道者，法于阴阳，和于术数，食饮有节，起居有常，不妄作劳，故能形与神俱，而尽终其天年，度百岁乃去。”《脾胃论》云：“脾胃虚弱，阳气不能生长，是春夏之令不行，五脏之气不生……若用辛甘之药滋胃，当升当浮，使生长之气旺。”《圣济总录》序云：“圣人有忧之，谓祝由不可以尽已也。遂制药石针艾以攻八风六气之邪，为汤液醪醴以佐四时五行之正，防其未然，救其已病。”意思是说圣人认为仅以祝由术不能治愈疾病，于是采用汤药、针刺、艾灸等来祛邪扶正，从而达到防病治病的目的。如前文所述，现代生活节奏加快，工作压力加大，因此出现了许多亚健康状态人群，养生防病需求亦随之逐渐增加，我曾受邀到多个大型企事业单位进行关于健康养生的专题科普讲座，许多听讲者都纷纷表示有调理身体的需要，现场向我咨询养生小窍门，我会根据季节变化及不同人群的体质差异给他们一些药膳养生的建议，并给他们示范八段锦等简单易学的传统保健运动。社会环境因素改变首先影响的往往是脾胃的气血化生功能，故养生以健脾养胃为基本，方药中可予健脾益气和胃之品，然而脾胃功能已严重受损者，脾胃对药物的吸收随之减弱。在中药内服效果欠佳的情况下，可根据补虚泻实的原则，采用针刺、艾灸、天灸、穴位埋线等外治法避开消化道吸收这个途径。因工作压力或者生活琐事出现情绪不舒者，还同时建议患者进行适当的传统保健运动，如打太极、拍胆经、练八段锦等，从整体上调整和激发脏腑功能和经络之气，使得正气渐增，从而恢复健康状态。

综上所述，我常常运用针、灸、药、心理疏导、运动等综合方法治病，这既借鉴了前人经验，又有极大的现实需求，然而疾病有缓急、表里、虚实、寒热之别，针、灸、药亦有其各自的特点和优势，因此针、灸、药三法的运用，应当根据疾病特点和患者的病情，或有先后之别，或有配合之妙，或宜药不宜针，或宜针不宜药，取舍有序，在临床实践当中，将针、灸、药各法融汇到辨证施治体系，不拘成法，灵活化裁，加减权衡，契合病机，方能除病健体。

第三节　病由心生，身心同治

一、对身心同治的认识

疾病的产生，与心理因素密切相关。古人认为，心为君主之官，地位至高无上。《素问·灵兰秘典论》云："心者，君主之官也，神明出焉。"《灵枢·邪客》云："心者，五脏六腑之大主也。""心"对于其他十二官起着领导性和决定性的作用。《素问·灵兰秘典论》云："主明则下安，以此养生则寿，殁世不殆，以为天下则大昌。主不明则十二官危，使道闭塞而不通，形乃大伤，以此养生则殃。"强调了作为君主之官的"心"具有无上的地位，为其他脏腑的主宰，当君主"心"出现问题时，其统领的十二官就会出现问题。因此，保持心的健康，是健康的根本。《素问·上古天真论》云："恬淡虚无，真气从之，精神内守，病安从来？"意思是人的心理状态恬淡平静，真气自然增长，则疾病不生。在中医学中，病因有外感六淫、内伤七情、劳逸及饮食所伤，而被七情所伤，是许多慢性病、脏腑病的主要病因。

　　在当代社会，心理不健康可导致疾病的产生，如人在追逐物质名利等过程中产生的愤怒忧思等，是许多神志病、脾胃病的致病因素。特别是生活在经济高速发展的大都市的人们，工作、生活节奏快、压力大，诸多困扰导致神志病的发病更为突出，因此，随着医学模式从过去的生物医学模式向现代的生物心理社会医学模式转变，重视心理疾病对健康的影响显得尤为重要。现实生活中的情志因素，与人的健康密切相关，很多疾病可以列入心身疾病的范畴，目前不少医院已经开设了心身疾病专科，所以我们需要重视心理调摄。如针对中风康复、抑郁、不孕不育、痛证的患者，重视心理调节，关注他们的饮食、睡眠、个人习惯、运动、心情、工作等，鼓励他们勇于面对困难，保持乐观心态，显得非常重要。有研究显示，与人寿命关系最密切的因素是人的乐观心态，这与古人的认识一致。

　　在七情致病中，与疾病发生发展更为密切的是怒和思。怒伤肝，"怒则气上"。人在愤怒时会面红目赤、头晕头痛、耳鸣目眩，甚至猝倒。其病机是肝气不能正常疏泄，横逆上冲，以致血随气逆，并行于上。思伤脾，"思则气结"，人过度思虑就会损伤脾胃，导致运化失常，气机结于中焦。中焦是气机上下升降的枢纽，脾的运化功能失调，胃的受纳失常，可导致纳呆、食则腹胀、倦怠乏力等症状。思虑过度，心神也会受到影响，从而出现心悸、健忘、失眠、多梦等症状。郁怒则伤肝，忧思则伤脾，由此导致肝脾不和。七情过激，除了能令原本健康的人体发病外，更能令患者的病情加重或迅速恶化。如平时血压较高的人，若极度恼怒，肝阳暴亢，血压可迅速升高而导致中风，发生晕眩甚至突然昏厥、半身不遂、口眼歪斜等症状。

因此，在治疗疾病，特别是脏腑疾病、慢性病时，需身心同治，如因忧思而导致的不寐，由于过于思虑，脾胃功能受损，气血生化乏源，脾胃升降失常，故古人谓"胃不和则卧不安"，可见脾胃对于睡眠的重要性。治疗上需追寻导致疾病发生的事件根源，解除心病，神气安舒，则肝气正常疏泄，脾胃升降复常，再加上针药同治，调治脏腑经络，则可令睡眠改善。针灸及中药治疗也要以调和肝脾为大法，可选用柴胡疏肝散、四逆散、逍遥丸、越鞠丸等方剂，针刺太冲、合谷、内关、三阴交、膻中、肝俞、期门等穴位。

一针二灸三服药，再加"话疗"病可瘥。由七情所伤导致的身心疾病，采用身心同治的方法，能取到显著的治疗效果。我在临证时强调"话疗"，通过问诊沟通、查体辨证，找到患者致病的心理根源，再加以疏导，往往可以起到事半功倍的效果，再对证予以针灸、中药，则疗效显著。因此，很多患者到我这里就诊，其目的之一就是寻求我的"话疗"疏导。

二、身心同治的方法

身心同治的方法包括心理疏导、中药疗法、针灸疗法等，以下主要阐释心理疏导的方法与临床应用。

（一）心理疏导

1. 心理疏导的方法

（1）解结开心法。是指以诚相待，让患者把心中的疑虑讲出，再针对性地加以解释，使患者疑虑顿消，以达到心情舒畅、郁结消解、气血畅通的目的。该法针对忧思郁怒的患者，直指病因，解开心结。在使用该法时，要把握三个要点：一是对患者抱有同情、关怀的心态；二是让患者倾诉、发泄，使其郁结消解；三是让患者认识到乐观、积极的心态有利于身心健康，而自身的不良情绪对健康、生活会产生负面影响，从而促使患者理性地避免负面情绪的困扰，也即是鼓励患者保持乐观豁达、积极向上的健康心态。

（2）移情畅志法。是指让患者主动地把自己置身于良好的言语、行为环境，以及优美的自然、文化环境中，从而转移注意力，使自己身心愉悦，排遣负面情绪，从不良心态中解脱出来的方法。自然环境与生活环境对人的心境、思维有非常大的影响，如清新幽静的环境令人心情愉悦平和，山川美景令人舒畅并能激发志气。采用的手段有整理家务、爬山、运动、交友、种花、听曲等。

2. 心理疏导的临床应用

心理疏导常用于治疗中风、郁证、不寐、不孕、精浊、瘿病、乳癖、胃脘痛等疾病。

（1）中风。不少中风患者因患病后的活动能力、自理能力下降，发展为抑郁状态，表现为情绪低落、淡漠，或悲观哭泣，对康复失去信心，不配合治疗，自我锻炼不积极，不依从医嘱服药，进而出现倦怠乏力、失眠等躯体症状，影响康复。我们采用解结开心法予以疏导，以同情、关怀、亲切的话语，不断鼓励患者，并让其认识到积极的心态更有利于康复，通过学习康复案例使其树立康复信心。我们为患者营造优美的病区环境，成立中风康复讲研社，定期举办患友交流活动，以此令患者置身积极向上的康复氛围，从而提高疗效。

（2）不寐。不寐多由情志致病，张景岳认为"神不安则不寐""凡思虑劳倦、惊恐忧疑及别无所累而常多不寐者，总属其阴精血之不足、阴阳不交，而神有不安其室耳"，论述了情志所伤导致精血不足、阴阳不交，继而神不安而致不寐的致病机理。"饮浓茶则不寐，心有事亦不寐"，因此，我们在临证治疗不寐患者时，首先要细察其不寐之由，有因家庭变故所致者，有因感情受挫所致者，有因事业压力大所致者，有担心失眠而更无法入睡者。若能解开心结，令患者改变认识，则治疗可事半功倍。因此，我们在面诊时要对患者进行开导，令其心情开朗，照顾当下，随遇而安，并鼓励患者顺应昼夜阴阳，白天早起，积极参加工作，多运动锻炼，增加兴趣活动，充实生活。再配合针刺、内服中药等，则可令睡眠逐渐恢复正常。

（3）不孕。现代都市里不少职业女性积极投身于自己的事业，她们平素工作紧张忙碌，因而疏忽健康，加上生育年龄偏大、反复人流、内分泌失调、环境污染等原因导致不易受孕。久不受孕带来的心理压力和焦虑情绪，反过来会加重病情，导致生理功能紊乱恶化。对于这类患者，话疗的作用尤为重要，通过言语开导，可舒缓患者的精神压力，进而辨证论治，中医内外兼治，则往往能够恢复生育能力。我接诊的不孕症患者，中医辨证常见肝郁脾虚、气血不足等证型，因此，与患者沟通时，我会强调起居有时、劳逸结合、转变紧张的工作生活状态的重要性。部分患者听从劝告，调整工作强度，令心身安逸、气血得养，再予针灸、中药以调养气血，培补脾肾，生育功能得以恢复，最终受孕，怀胎十月，谨慎持护，顺利生下健康宝宝。

（二）中药内调

在心理疏导的基础上，配合运用中药内服调理身体，常用以下治法。

1. 疏肝理气法

疏肝理气法用于因忧思郁怒而致肝气郁结者，可见胸胁胀痛、烦躁不安、易怒、月经不调、脉弦等。代表方剂为逍遥丸、丹栀逍遥丸、柴胡疏肝散、四逆散等。药用柴胡、香附、枳壳、素馨花、玫瑰花、川楝子等。

2. 益气健脾法

脾主思，思虑过多，所伤者莫过于脾。脾为后天之本，脾失健运，生化乏源，则诸病蜂起。症见精神不振、少气懒言、容易疲倦、四肢困乏、纳食减少、食不知味、胃脘痞满、舌淡，或有齿印，苔白，脉濡弱。代表方剂为四君子汤、异功散、陈夏六君子汤、补中益气汤等。药用党参、茯苓、炒白术、山药、鸡内金、麦芽、谷芽、山楂、枳壳等。

3. 行气化痰法

因忧思郁怒而致痰气郁结，生成无形之痰，则需以行气化痰法。古人云"百病皆由痰作祟"，痰气郁结常见于梅核气、瘿病、郁证等疾病，常用方剂有半夏厚朴汤等，药用半夏、厚朴、陈皮、佛手、竹茹等，痰气郁结甚者可用素馨花、夏枯草、皂

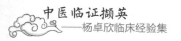

荬等。

4. 安神定志法

此法用于神志不宁、心神不安、多梦易醒等症状为主的疾病。常用方剂有酸枣仁汤、天王补心丹、温胆汤、甘麦大枣汤等，药用酸枣仁、夜交藤、茯神、莲子心、远志、煅龙骨、煅牡蛎等。

（三）针灸外治

针灸作为外治法之一，对上述疾病具有很好的临床疗效，与心理疏导配合使用，往往事半功倍。

1. 调任通督法

任督二脉既属于十四正经，又属奇经八脉。督脉为"阳脉之海"，任脉为"阴脉之海"，任督二脉郁滞不通，则五脏六腑、十二经脉气机皆有阻滞；任督通调，则气血和畅。因此，对于身心疾病，任督二脉具有重要的调节气机的作用。调任通督法适应证广泛，凡头晕、精神不振、疲倦，督脉沿经疼痛、郁滞不舒，胃纳减少，胸闷气郁等皆适用。通督脉，应细查督脉各穴是否有压痛，主要选水沟、百会、大椎、命门等穴。调任脉，可选膻中、中脘、下脘、气海、关元等穴。

2. 疏肝理气法

此法适用于郁怒而致肝气不疏、胸胁郁胀疼痛、喜叹息等症，主要选取足厥阴肝经、足少阳胆经、手厥阴心包经的穴位，如太冲、中封、期门、足临泣、大敦、内关、合谷等穴，针对气机郁滞，针刺手法多以泻法为主，以达到行气散郁的作用。

3. 安神定志法

此法适用于不寐、不孕症等各种疾病过程中伴有焦虑不安、神志不宁者。主要选取手少阴心经、手厥阴心包经、足少阴肾经的穴位，如神门、大陵、神庭、本神、百会、四神聪、内关、间使、照海等穴，针刺手法多为平补平泻，以达到安神定志、通调经络的作用。

第四节　妇科、男科病诊治思路

一、妇科病诊治思路

妇科病中最常见的是月经异常，包括月经周期、经期、经量、经色、经质、月经气味的异常改变。中医认为月经病的病机是脏腑功能失常，气血阴阳失调，导致冲任损伤。治疗原则重在治本调经，根据月经病的发病机理，消除病因，调理气血，平衡阴阳，通调冲任，使异常的月经恢复正常。

（一）重视任、督、冲三脉

奇经八脉在经络系统中占有极为重要的地位，在调节全身气血的盛衰方面具有主导作用，尤其是任、督、冲三脉，统帅诸经。早在《黄帝内经》中，就已正式提出督脉、任脉和冲脉的循行及主病，对该三条经脉的分布做一分析，可归纳出以下几点：①督、任、冲三脉皆起于胞中，同出会阴，然又各有分布，称为"一源三歧"。②督脉与任脉由下而上，前后对应，上下交会，督脉行于后而络于前，任脉行于前而络于后。③《类经·任冲督脉为病》云："任脉、冲脉皆起于胞中，上循脊里为经络之海。然则前亦督也，后亦任也。"即行于背部的督脉亦是任脉，行

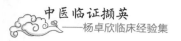

于腹部的任脉亦是督脉。④督、任、冲三脉，下交会阴，上会龈交。

应用"一源三歧"的观点，可将妇科疾病的理法方药纳入正确的经络辨证理论中来。明代医家张介宾的《类经》中载："三脉本同一体，督脉即任、冲之纲领，任、冲即督脉别名耳。"任脉为阴脉之海，督脉为阳脉之海，任、督二脉主一身之阴阳，取腹部任脉穴位可达调三脉、平阴阳之目的。在此基础上，我们应用调任通督法，依据任督二脉与生殖的关系、任督二脉协调阴阳的功能及任督二脉的循行路线和治疗作用，取其前后相对应穴位，从阳引阴，从阴引阳，调理阴阳，从而使阴阳气血平衡。我们在治疗妇科病时，经常选取的督脉、任脉穴位有百会、命门、气海、关元、中极、中脘、下脘等。

（二）益肾当先健脾

肾藏精，主生殖，肾精充盛，化生天癸，滋养冲任，则月经来潮，经候正常。脾主运化，统血，升清，输布水谷精微，为气血生化之源、后天之本。《金匮要略注》曰："五脏六腑之血，全赖脾气统摄。"《灵枢·五音五味》曰："妇人之生，有余于气，不足于血，以其数脱于血也。"意即妇人月经、妊娠、分娩、哺乳均以血为用，易耗伤阴血，故机体常血分不足。脾、肾在月经病中均占有举足轻重的地位，妇科病不能只顾调肾，应当先健脾，原因有二：①岭南地区天气湿热，湿气较重，而且每年夏天时间久，几乎半年都是夏天，多用空调，多食冷饮，出汗少，也容易聚湿。而脾喜燥而恶湿，故湿邪常易伤脾。脾的功能受损，则生化之源不足。患者多伴有脾虚，所以治疗上须先健脾。②益肾的药大多比较滋腻，如果脾胃虚弱，比如平素常自觉乏力，食欲不振，食后腹胀，大便秘结或稀溏，药物不能很好吸收，发挥不了功效，则治疗效果不好。鉴于以上两个原因，在调理妇科病时，应先健脾再益肾。脾的健运，也须借助于肾阳的温煦，故有"脾阳根于肾阳"之说，肾中精气也有赖于水谷精微的培育和充养，两者相辅相成，缺一不可。临证可选用党参、白术、茯苓、陈皮等健脾药，熟地黄或生地黄、菟丝子、桑寄生、何首乌、牛膝、鹿角霜等益肾药，具体用药据证型调整。针刺方面，穴位选中脘、下脘、天枢、大横、足三里、阴陵泉、三阴交、太溪、内关、脾俞、胃俞、肾俞等。

（三）不忘调肝

刘河间云："天癸既行，皆从厥阴论之。"叶天士云："女子以肝为先天。""妇科杂病，偏于肝者居半。"女子以血为本，肝藏血，主疏泄，畅达人体气机，与妇科病有密切关系，所以调肝为先，疏肝解郁，养血柔肝，和缓致中。临证之时，倡导"妇人之血，只可使其盛，不可使其衰"的治疗原则，其补血养血之治则贯穿于妇科诸症。费伯雄云："血之取义：一为荣，荣者发荣也，非血则无以润脏腑、灌经脉、养百骸，此滋长之义也；一为营，营者营垒也，非血则无以充形质、实腠理、固百脉，此内守之义也。"若妇人营血不足，则易肝气上亢，可以引起多种病变。《医方论·逍遥散》云："五脏惟肝为最刚，而又于令为春，于行为木，具发生长养之机，一有怫郁，则其性怒张，不可复制，且火旺则克金，木旺则克土，波及他脏，理固宜然。"故治肝最为临证之大法。肝郁脾虚，经水失调，常用逍遥散加减，穴选太冲、期门、膻中、足三里、三阴交、肝俞、脾俞等；湿热带下用龙胆泻肝汤加减，穴选阳陵泉、阴陵泉、间使、三阴交、太冲、带脉等；肝郁化火可选四逆散加生地黄、知母、黄柏等药，穴取劳宫、行间、百会、风池、外关、侠溪等。

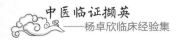

（四）辅以灸法

《本草从新》认为，艾叶"能回垂绝之阳，通十二经，走三阴，理气血，逐寒湿，暖子宫，止诸血，温中开郁，调经安胎……以之灸火，能透诸经而除百病"。艾灸具有温通经络、行气活血、祛湿除寒、消肿散结等作用。艾灸的温热刺激是其最基本、最主要的特性，可以起到温通和温补的效果，对于机体气血不畅、气血不通的病理环节和病证性质，艾灸可以调和气血、宣通经络。艾灸的温热刺激作用于人体特定部位，还可以补益气血和提高免疫功能。所以对于相当一部分妇科病患者来说，除了常规针刺外，加用灸法，相当于温针灸的疗效，借助灸的温和热力和腧穴的功能，通过经络的传导，可以起到温通气血、扶正祛邪的作用，达到治疗疾病的目的[1]。

腹部局部用穴常选气海、关元、中极、子宫，气海能补气调气行血，调理冲任，关元、中极有益精血、补肝肾、养冲任之功，子宫为经外奇穴，可治疗月经不调、不孕、痛经等妇科病。背部常选肾俞、中髎、次髎与腹部腧穴交替使用。《铜人腧穴针灸图经》云："中髎治……妇人月事不调。"《针灸甲乙经》曰："女子赤白沥，心下积胀，次髎主之。"可见，中髎、次髎合用可强腰壮肾、理气调经、调补冲任、散瘀行血。本人在临证时，每遇辨证属虚寒证、实寒证者，均予加灸以温补阳气、散寒通脉。

二、男科病诊治思路

男科病主要是指男性泌尿、生殖系统疾病，其基本病机责之于肾，而与肝、脾关系密切。临床上以前列腺炎、前列腺增生、弱精症、勃起功能障碍为常见。男科病的主要诊治思路有以下几方面。

（一）补肾为根本大法

肾主水，藏精，主生殖。因此，男科病的产生，与肾的功能下降有根本的关系。因此，在临床上，需细辨肾气、肾精、肾阳、肾阴等的不足，多加培补，如前列腺增生，老年人多患，男子随着年龄增长，肾气渐衰，补肾之品可用肉桂、补骨脂、韭菜子、丁香、阳起石、紫石英、覆盆子、枸杞子、芡实等。针灸取穴多选用阴陵泉、三阴交、关元、大赫、肾俞、膀胱俞、命门、阳池等穴。

（二）行气疏肝不可忽视

肝主疏泄、条达。由于肝经结于阴器，若肝气不疏，则阴器不能正常疏泄，从而出现尿频尿急、射精痛、阳痿早泄等病证。因此，对于男科病的治疗，不可忽视诊查患者是否存在肝郁不疏，应注意行气疏肝。例如，对于前列腺炎的治疗，尤需重视肝气的疏解。《灵枢·经筋》曰："足厥阴之筋，循阴股，结于阴器，络诸筋。"《难经》亦曰："假令得肝脉，其病四肢满，闭淋、溲便难，转筋。有是者肝也。"方药可选用柴胡疏肝散、小柴胡汤、加味乌药汤等，而针刺则应选取太冲、合谷、足五里等穴。

又如弱精症，患者多忧思郁结，治疗需身心同治，注意心理疏导，疏肝理气，以助生发，以柴胡疏肝散、四逆散为主方，针刺取血海、太冲、行间、中封、阴陵泉等穴以行气活血。饮食起居需调畅情志，减轻压力。

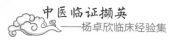

（三）几种男科病的诊治特色

1. 精浊

精浊相当于现代医学上的慢性前列腺炎。慢性前列腺炎是男科常见病和难治病之一，病情迁延难愈，易于复发。前列腺炎的发病，主要是由于前列腺充血。成年男性缺乏正常适度的性生活，精力不得疏泄，致前列腺充血，瘀血与湿热互结则发病；或性生活频繁，而致精宫空虚，外邪乘虚而入，致精处疼痛，排尿涩痛，尿频尿急。早期感染，用抗生素及中药利湿清热通淋可有效，但若后期迁延不愈，肝郁气滞，或寒或瘀，则需仔细辨别，对证治疗。中药多以疏肝理气、清热化瘀、补肾温阳等为法。

由于本病病位特殊，口服给药难以到达病所，故常配合直肠给药，可用前列安灌肠液灌肠治疗。前列安灌肠液（含大黄、红花、败酱草、蒲公英、三棱、莪术等）为深圳市中医院针灸研究所研制的院内制剂，功效为清热解毒、化瘀通脉，疗效显著。对于不便灌肠者，可用化痔栓塞肛给药治疗，也可达到清热化瘀的作用。

针刺选穴则以肝、脾两经穴位为主，常选中极、阴陵泉、地机、血海、足五里、太溪。肝郁气滞者，加太冲、合谷；肾气虚者，加大钟、阴谷。

2. 癃闭

《素问·阴阳应象大论》曰："阳化气、阴成形。"老年人肾阳衰微，因肾与膀胱相表里，肾阳不足，则膀胱气化失常，而致癃闭不通，点滴而下，至夜间阳气更为衰少，因此夜尿频繁而量少。阳虚则阴盛，阴邪用事，成形太过，故前列腺增生肥大，更致尿道阻塞，瘀塞不通。

中医药治疗以补阳损阴为大法，补肾温阳药用肉桂、荔枝核、橘核、阳起石、紫石英、覆盆子、枸杞子、芡实等。损阴之法可用车前子、金钱草、猪苓、泽泻、虎杖、萹蓄、瞿麦、冬瓜子、薏苡仁等淡渗利湿，通利小便。食疗可常服油菜花粉、南瓜子等。

针灸取穴多选用阴陵泉、三阴交、关元、大赫、肾俞、膀胱俞、命门、阳池等穴，可隔姜灸神阙。

3. 不育

吸烟、饮酒、熬夜等不良生活习惯，噪音污染等生活环境问题，以及精索静脉曲张等问题，可引起精子活力下降，存活率低，数量减少，从而造成不育。

患者常表现有神疲乏力、腰酸膝软、头晕耳鸣、性欲淡漠等肝肾不足的症状，或面色污浊、舌苔厚腻等湿浊瘀阻的表现。辨证可分为肾阳不足、肾精不足、湿热瘀阻几种证型，精液不液化或精液清稀，多为肾阳不足；精子数量少，多为肾精不足；精子运动异常，则多为湿热瘀阻。补肾填精，以五子衍宗丸为主方，可加鹿茸、龟板、紫河车等血肉有情之品大补肾精，同时需恬淡守神、惜精节欲。肾阳不足者，以金匮肾气丸为主；湿热瘀阻者，可用龙胆泻肝汤、温胆汤；肝气郁滞者，以柴胡疏肝散、四逆散为主方。针刺取太溪、三阴交、肾俞、志室、关元、大钟等穴以补肾填精，取血海、太冲、阴陵泉等穴以行气活血利湿。同时，饮食起居需调畅情志，减轻压力，避免手机、电脑辐射等。

参考文献

[1] 闫兵，皮敏，杨卓欣，等. 杨卓欣治疗妇科病经验介绍 [J]. 新中医，2018，50（6）：253-254.

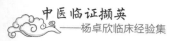

第五节　四逆散等常用名方的运用经验

　　本人从事中医临床医、教、研工作三十余年，重视健脾疏肝补肾，在神经精神类疾病、妇科和男科疾病的诊治方面有一定心得。现将临床上的常用方四逆散、异功散、温胆汤和归脾汤的运用思路和经验总结如下。

一、名方概述

　　四逆散出自《伤寒论》第318条——"少阴病，四逆，其人或咳，或悸，或小便不利，或腹中痛，或泄利下重者，四逆散主之"，主治少阴枢机不利、阳气宣达不畅引起的四肢逆冷证，或伴腹痛、下利等症状。所谓"四逆"，即因外邪传经入里，枢机不利、阳气内郁、宣达不畅引起的四肢逆冷证。肝气郁结，横逆乘脾，脾阳不能达于四肢，则表现为手足不温；肝脾气机郁滞，则表现为胸胁脘腹疼痛、胀闷。张志聪在《伤寒论集注》中提到："此言少阴四逆不必尽属阳虚，亦有土气郁结、胃气不舒而为四逆之证。"因此四逆散在应用于内科疾病时，主要是通过疏肝理脾来达到调理脏腑气机的效应。本方为调和肝脾的基础方，后世的逍遥散、柴胡疏肝散、血府逐瘀汤等均在此方基础上化裁而来。该方由柴胡、白芍、枳实和炙甘草组成，所主治的厥逆证属于"郁证"范畴，以柴胡为君入肝胆经疏肝透邪，白芍为臣敛元阴，佐以枳实理气泄热，甘草为使调和诸药，全方为透邪解郁、疏肝理气良方。

　　异功散出自钱乙的《小儿药证直诀》，由人参、炒白术、茯苓、甘草和陈皮组成。方中人参（可用党参代替）甘温补气，为君药；炒白术健脾燥湿，增强其助运之力；佐以茯苓，加强健脾渗湿之效；甘草调和诸药，益气调中；另用陈皮，使全方补而不滞，补中有泻，加强健脾理气之力。全方在四君子汤健脾益气的基础上，又加强了运中化湿之力。

温胆汤首见于孙思邈的《备急千金要方》，由半夏、竹茹、枳实、陈皮、茯苓、炙甘草、生姜和大枣组成，主治胆胃不和、痰热内扰的各种病证，如不寐、郁证、月经失调、绝经前后诸证等，有理气化痰、清胆和胃的功效。方中半夏降逆和胃、燥湿化痰为君；臣以竹茹清热化痰、止呕除烦，枳实行气消痰，使痰随气下，陈皮理气燥湿；佐以茯苓健脾渗湿；使以炙甘草、生姜和大枣益脾和胃，协调诸药。诸药合用，共奏理气化痰、清胆和胃之效。

归脾汤出自《正体类要》卷下方。由白术、当归、白茯苓、黄芪（炒）、龙眼肉、远志、酸枣仁（炒）、木香、甘草（炙）、人参、生姜、大枣组成，水煎服。功用：益气补血，健脾养心。主治：①心脾气血两虚证。表现为心悸怔忡，健忘失眠，盗汗，体倦食少，面色萎黄，舌淡，苔薄白，脉细弱。②脾不统血证。表现为便血，皮下紫癜，妇女崩漏，月经提前，量多色淡，或淋漓不止，舌淡，脉细弱。本方的配伍特点：一是心脾同治，重点在脾，使脾旺则气血生化有源，方名归脾，意在于此；二是气血并补，但重在补气，意即气为血之帅，气旺血自生，血足则心有所养；三是补气养血药中佐以木香理气醒脾，补而不滞。因此，临床上以气短乏力，心悸失眠，或崩漏，舌淡脉细弱，证属心脾两虚，或脾不统血为辨证要点。

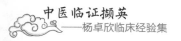

二、临证心得

（一）四逆散

我在临床上常用四逆散主治肝脾不和引起的四逆证，如：不寐常以四逆散为基础方，加用安神定志的中药，如煅牡蛎、珍珠母、煅龙骨等；绝经前后诸证，常以四逆散为基础方，加用知柏地黄丸；慢性前列腺炎，常以四逆散为基础方联合天台乌药散加减；女性应激综合征，常以四逆散为基础方联合四君子汤加减，往往效果显著，屡起沉疴。

医 案 举 例

案一：

张某，女，30岁，因"眠差1年"于2017年11月14日就诊。症见：入睡困难，多梦，易醒，夜尿频，记忆力减退，脱发，白天神疲乏力，懒言寡欢，偶有头痛，胁肋胀痛，胃脘隐痛，纳差，偶有泛酸嗳气，便溏，1～2天1解。月经周期规律，量少，经行3天干净。查体：舌淡红，边有齿印，苔薄白，脉略弦。

中医诊断：不寐。

辨证：肝郁脾虚。

治则：疏肝健脾。

方药：四逆散加味。14剂，每日1剂，分两次服。

北柴胡10 g　炒枳壳10 g　白芍10 g　党参片20 g

炒白术10 g　酸枣仁15 g　黄芪20 g　莲子15 g

大枣15 g　茯神15 g　五味子5 g　菟丝子15 g

炙甘草10 g　煅牡蛎30 g（先煎）

　　2017年12月5日复诊，诉入睡困难改善，仍易醒，醒后难再入睡，多梦，偶有头痛，急躁，肢凉，懒言寡欢，胁肋胀痛明显好转，偶有胃脘隐痛，轻微泛酸嗳气，便溏，1～2天1解，纳可。舌淡红，边有齿印，苔薄白，脉略弦。中药前方加佛手10 g、素馨花15 g。续服14剂后电话随访，眠可胃安。

　　按：本案患者病机属肝郁脾虚。肝为将军之官，疏泄失司，故见懒言寡欢、胁肋胀痛、头痛；肝木克土致脾不健运、气机郁滞，则胃脘隐痛、食欲不振。治以疏肝健脾、解郁安神，方中北柴胡味苦、微辛，疏利气机，畅达郁阳；炒枳壳行结气而降浊，理气消积，以利脾胃，气利则血自通；白芍苦酸微寒，疏利血脉，调畅气血；黄芪补益中气；加茯神、酸枣仁、煅牡蛎安神，炙甘草甘平，调和诸药。诸药相合，共奏宣畅气机、透达解郁之功，服后效果斐然。复诊时加佛手、素馨花，以增强健脾疏肝理气之效，患者睡眠明显改善。

　　案二：

　　万某，女，42岁，因"月经先后不定期伴月经量少4月"于2017年7月11日就诊。患者近4个月因情志所伤后出现月经先后不定期伴月经量少，LMP：2017年6月29日，PMP：2017年6月10日，PPMP：2017年4月11日，周期20～60天，经行1～2天，量少，色黑，无血块，无痛经；平素情绪急躁，易疲倦乏力，偶见潮热汗出，纳差，胃脘痞满，眠可，二便调。查体：舌淡胖，苔薄白，脉弦细。

　　中医诊断：月经先后无定期。

　　辨证：肝郁脾虚，气血不足。

　　治则：疏肝健脾，益气养血。

　　方药：四逆散加味。14剂，水煎服，每日1剂，分两次服。

北柴胡10 g　　白芍10 g　　　炒枳壳10 g　　山药15 g

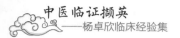

山茱萸15 g　　太子参15 g　　当归10 g　　　茯苓15 g

熟地黄15 g　　川芎10 g　　　炙甘草10 g　　黄芪20 g

服药后于7月26日月经至，经色暗红，量偏少，守前方，继调1个月，月经可按期至。

按：患者因情志所伤，平素脾失运化，神疲乏力，月经量少，病机考虑为肝郁脾虚、气血不足，予四逆散透邪解郁，疏肝理脾和胃，加当归、熟地黄、黄芪补益气血。女子属阴，以血为主，以肝为先天。经者，血也，血随气行，气行则经血运行正常，故调经必养血，而调经养血当先调气，肝气条达则气血流畅，月经亦按期而至。

（二）异功散

脾位于中焦，主运化，统摄血液。人体的生命活动和精气津液的化生与充实，均赖于脾胃的水谷精微，因此，脾胃为后天之本。同时，由于脾为太阴湿土，主运化水湿，因此喜燥恶湿。当人体出现脾虚症状时，主要表现为以下两点：一是运化无力，表现为不思饮食、大便溏薄；二是水谷精气生化无力，表现为面色无华、疲倦乏力、语音低下、舌淡胖脉虚等。此时，需要加强补益脾胃，兼燥湿化痰，以异功散为基础方进行加减化裁。

异功散既可用于感冒咳嗽后期（表现为脾虚且有痰湿之症状），又可治疗慢性胃炎（表现为脾胃虚弱兼胃脘胀满），还可治疗小儿纳呆、慢性泄泻、反复外感咳嗽等，证属脾气虚弱即可，临证时不需拘泥于何种疾病用何种方，只要表现出相同的证候，均可选取相对应的方剂进行治疗，体现了中医的异病同治，一方多用。

医 案 举 例

案一：

黄某，女，37岁，因"反复咳嗽7月余"于2018年8月28日就诊。患者近7个月来反复咳嗽，曾于2018年2月及6月住院治疗，诊断为"肺部感染""肺部小结节"，予抗感染、止咳化痰等治疗，病情稍见好转，现仍有咳嗽，咳痰，色淡黄质稍黏，易咳出，伴咽痒，无异物感，情绪精神可，易疲劳，纳眠可，便溏，每日2次，小便调，近半年体重减少8.5 kg。既往有胃下垂病史。查体：舌淡胖，边有齿痕，苔薄白，脉细。辅助检查：2018年8月7日，深圳市第三人民医院查肺部CT示"考虑右肺中叶少许纤维条索灶，肺结核相关筛查未见异常"。

中医诊断：咳嗽。

辨证：脾虚痰阻。

治则：健脾化痰。

方药：异功散加减。14剂，每日1剂，分两次服。

党参20 g	炒白术10 g	茯苓15 g	陈皮10 g
炒麦芽15 g	法半夏10 g	黄芪30 g	当归10 g
炙甘草10 g	广藿香10 g		

两周后患者未来复诊，电话随访诉咳嗽已愈。

按：《素问》云"饮入于胃，游溢精气，上输于脾，脾气散精，上归于肺，通调水道，下输膀胱，水精四布，五经并行"，若脾病不能散精归肺，则可有土不生金之病。本案中患者平素体虚，不耐疲劳，结合症状舌脉，一派脾气不足、土不生金之象。肺脾两虚，而以脾失健运为主。脾失健运，水湿停留，凝聚成痰，上贮于肺，肺失宣肃，致咳嗽难愈，故予健脾益气、补土生金、化痰止咳之法，拟异功散加味诊治，方药对证，咳嗽遂愈。

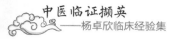

案二：

甄某，女，29岁，因"胃脘胀痛间作4年余"于2018年7月24日就诊。患者近4年来胃脘胀痛间作，饥饿时尤甚，时有下腹部坠胀不适，伴手脚冰凉、畏寒，腰酸，眠欠佳，入睡可，眠浅梦多，白天疲乏困倦，胃纳可，大便可，尿频，夜尿2～3次。既往有地中海贫血、乙肝病毒携带病史。查体：舌淡胖，苔薄白，脉弦细。

中医诊断：胃痞。

辨证：脾虚肝郁。

治则：疏肝健脾。

方药：异功散加减。14剂，水煎服，每日1剂，分两次服。

党参15 g	炒白术15 g	陈皮10 g	当归10 g
北柴胡10 g	白芍15 g	炒枳壳10 g	炙甘草10 g
黄芪20 g	炒麦芽15 g	茯苓15 g	法半夏10 g

两周后复诊，诉胃脘胀痛发作减少，继守前方，予14剂巩固疗效。

按：上方以党参补中益气、扶脾养胃为君药，辅以炒白术健脾燥湿，茯苓甘淡渗湿、健脾和胃，陈皮、法半夏理气运脾、和胃化湿，近代名医张山雷提出："陈皮一味，果有异功，以视局方四君子未免呆笨不灵者，洵是放一异彩。仲阳灵敏，即此可见一斑。"黄芪益气扶正，炒麦芽健脾和胃，消食调中，炙甘草甘温益气健脾、调和诸药。诸药合用，协调脾运胃纳功能。

（三）温胆汤

温胆汤是在二陈汤基础上加用竹茹和枳实，以半夏配竹茹为主，为清胆和胃化痰良方，主治胆胃不和、痰热内扰引起的虚烦不眠、呕吐呃逆、惊悸癫痫等病。《三因极一病证方论》卷八述温胆汤可"化痰和胃,养心安神。治痰饮内阻,心神失养,惊恐失眠,头目眩晕"。《医学入门万病衡要·健忘怔忡悸怔》中也提到:"若惊悸有痰迷心窍者,有痰因火动,时作时止者,治之当用温胆汤,二陈汤加黄连、生地、归身、茯神、远志等药。"《世医得效方·卷九》述温胆汤"治大病后,虚烦不得眠,及惊悸自汗,触事易惊者"。胆属木,为洁净之腑,喜温而主升发,本方清痰热,复其清净温和之常,即达到"温胆"之目的。

本人临证常用温胆汤治疗神志病。"百病皆因痰作祟,痰去则郁自消。"神志病多从痰论治,采用温胆汤为主方以祛痰化浊、利胆解郁。对于痰热内扰型的不寐病,多加黄连、远志、石菖蒲、酸枣仁等化浊宁心安神之品;对于痰热内扰型的郁病,则加素馨花、合欢皮、夜交藤、白芍等以加强疏肝解郁;对于痰热内扰型眩晕病,则合半夏白术天麻汤以化痰浊。

医案举例

案一:

赵某,女,59岁,因"眠差5年余"于2017年9月26日初诊。患者近5年无明显诱因出现入睡困难,眠浅易醒,醒后难以入睡,白天精神差,疲倦欲睡。曾服用阿普唑仑等安眠药物治疗,睡眠可稍改善,但停药则反复。就诊时症见:睡眠困难如前述,伴情绪烦躁,时常自汗出,动则尤甚,偶见咳嗽咳痰,痰黄,牙龈肿痛;胃纳一般,无口干,小便调,大便干结难下,需药物辅助。绝经5年,阴道干涩。查体:舌尖红少津,苔薄黄腻,脉滑稍弱。

中医诊断:不寐。

辨证:痰热扰心。

治则:清热化痰,宁心安神。

方药：温胆汤加味。14剂，每日1剂，分两次服。

法半夏15 g　　姜竹茹10 g　　茯苓15 g　　　炒枳壳10 g

陈皮10 g　　　白扁豆15 g　　炒白术10 g　　炒酸枣仁15 g

甘草片5 g　　　麦冬15 g

2017年10月10日复诊，诉入睡困难好转，仍见易醒，醒后难入睡，白天精神改善，偶见急躁，多汗，手心发热，晨起时口干咽燥、咯黄稠痰，纳可，小便可，大便每日2～3次，成形。舌尖红少津，苔薄黄，脉弱。中药守方继服14剂，电话随访，诉睡眠明显改善。

按：南宋陈无择的《三因极一病证方论》卷九记载："温胆汤治心胆虚怯……遂致心惊胆慑；气郁生涎，涎与气搏变生诸证……心虚烦闷，坐卧不安。"方中法半夏辛温，燥湿化痰，和中安神为君药。臣以姜竹茹，取其甘而微寒，清热化痰除烦，与法半夏相伍，化痰和胃，一温一凉除烦之功备；陈皮辛苦温，理气行滞，燥湿化痰；炒枳壳辛苦微寒，降气导滞，消痰通便。陈皮与炒枳壳相合，一温一凉，理气化痰之力增。佐以茯苓、炒白术、白扁豆，健脾渗湿，以杜生痰之源，麦冬养阴生津，加炒酸枣仁宁心安神。以甘草片为使，调和诸药。

案二：

何某，女，62岁，因"反复头晕10年，再发加重1月"于2018年11月20日初诊。患者近10年每年发作1～2次头晕，发作时见天旋地转，伴呕吐，劳累或急躁时或改变头位时易发，闭眼稍缓解，需24 h缓解。就诊时症见：头晕沉，眠差，入睡困难，梦多，易醒，醒后难入睡，纳可，大便秘结难下，每日1行，小便可。既往史：腔隙性脑梗死病史10年；高血压病史，目前血压控制尚可，今晨血压136/94 mmHg；高脂血症病史。查体：舌尖红少津，苔白腻，脉弦。

中医诊断：眩晕。

辨证：痰浊中阻。

治则：祛痰化浊。

方药：温胆汤加味。7剂，每日1剂，分两次服。

法半夏15 g 姜竹茹10 g 茯苓15 g 麸炒枳壳10 g

陈皮10 g 石菖蒲15 g 天麻15 g 麸炒白术15 g

川芎10 g 甘草片10 g 川楝子15 g 钩藤15 g（后下）

服药后症状改善，继守前方14剂，病愈。

按：《丹溪心法·头眩六十七》言："头眩，痰挟气虚并火。治痰为主，挟补气药及降火药。无痰则不作眩，痰因火动。"《症因脉治》曰："饮食不节，水谷过多，胃强能纳，脾弱不能运化，停滞中脘，有火则灼炼成痰，无火者凝结为饮，中州积聚，清阳之气窒塞不通，而为恶心眩晕矣。"头眩，宜治痰为先，生活、饮食不当，损伤脾胃，脾失健运，水湿运化失常，痰浊内生并受阻于中焦，清阳不升，清窍失利；痰浊上扰，浊阴不降，蒙蔽清窍，则发为眩晕。故予温胆汤加味复脾胃之运化升降，调畅周身气机，祛上扰头目之痰浊，使痰浊去而诸症除。

（四）归脾汤

归脾汤是在严氏《济生方》归脾汤的基础上加当归、远志而成，主治心脾气血两虚之证。方中以党参、黄芪、白术、甘草补气健脾，当归、龙眼肉补血养心，酸枣仁、茯苓、远志宁心安神，更以木香理气醒脾，以防补益气血之药滋腻碍脾，组合成方，心脾兼顾，气血双补。本人在临床上，常用之于神志病、妇科病、男科病、脾胃病等。

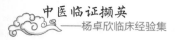

医案举例

许某，女，26岁，因"眠差5年余"于2018年4月就诊。患者平素入睡困难，梦多，神疲乏力，偶见胸闷，纳可，便溏。月经周期规律，量少，7/28～29。查体：舌淡胖，苔薄白，脉弦细。

中医诊断：不寐。

辨证：心脾两虚。

治则：补气健脾，宁心安神。

方药：归脾汤加味。14剂，每日1剂，分两次服。

黄芪20 g　　当归10 g　党参15 g　　炒白术10 g

茯苓15 g　　陈皮10 g　龙眼肉10 g　桑椹15 g

酸枣仁15 g　远志10 g　佛手10 g　　炙甘草10 g

大枣10 g　　生姜10 g

复诊：入睡困难较前好转，多梦。舌脉同前。守上方续服14剂。

按：《类证治裁·不寐论治》云："思虑伤脾，脾血亏损，经年不寐。"《景岳全书》言："劳倦、思虑太过者，必致血液耗亡，神魂无主，所以不眠。"本例患者入睡困难，偶见胸闷，便溏，月经量少，体型偏瘦，辨为心脾两虚，气血不足，治以健脾益气、养心安神为则，方选归脾汤加味，方中黄芪、党参补脾益气，使气旺血生，为君药。臣以当归、龙眼肉养血补心，炒白术、炙甘草补脾益气，助黄芪、党参补脾以资生化之源。佐以酸枣仁、茯苓、远志养血宁心安神；陈皮、佛手理气醒脾，使之补而不滞。炙甘草兼为使药，调和诸药。诸药相配，以奏益气补血、健脾养心之功。

第六节　中医养生与防病智慧

健康与长寿是人类永恒的主题之一，特别是随着人类社会的日益繁荣与进步，精神活动的丰富多彩，物质生活的极大提高，人们对健康的渴望越来越迫切，因此也越来越重视学习并遵循养生之道。中医养生方法是中国古代劳动人民与历代医家在漫长的历史岁月中反复探索、求证，逐步认识与实践后形成的，具有较强的科学性和比较系统的理论体系。

一、中医养生的内涵

中医养生是在中医理论指导下，研究人类生命规律、衰老机制、养生原则和养生方法，以自我调摄为主要手段，以推迟衰老、延年益寿为目的的多种保健方法的综合。《灵枢·本神论》曰："智者之养生，必顺四时而适寒暑，和喜怒而安居处，节阴阳而调刚柔。"中医认为，养生的实质是形体不蔽，精神不散。养生的核心是调和脏腑，平衡阴阳。养生的原则是协调脏腑、平衡阴阳，畅通经络、调和气血，清静养神、节欲保精，调息养气、持之以恒。养生的途径是顺四时而适寒暑、和喜怒而安居处、节饮食而慎起居、坚五脏而通经络、避虚邪而安正气。

1. 协调脏腑、平衡阴阳

一是强化脏腑的协同作用，增强机体新陈代谢的活力。二是当脏腑间偶有失和时，及时予以调整以纠正其偏差。这两方面内容，作为养生指导原则，应贯彻在各种养生方法之中。如四时养生中强调春养肝、夏养心、长夏养脾、秋养肺、冬养肾；精神养

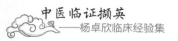
生中强调情志舒畅，避免五志过极伤害五脏；饮食养生中强调五味调和，不可过偏等。

2. 畅通经络、调和气血

《素问·调经论》说："五脏之道，皆出于经隧，以行气血，血气不和，百病乃变化而生。"只有经络通畅，才能使脏腑相通、阴阳交贯、内外相通，从而养脏腑、生气血、布津液、传糟粕、御精神，以确保生命活动顺利进行，新陈代谢旺盛。阴阳协调、气血平和、脏腑得养，精充、气足、神旺，所以身体健康而不病。太极拳、五禽戏、八段锦、易筋经等，都是用动作达到所谓"动行以达郁"的锻炼目的。

3. 清静养神、节欲保精

中医养生主张形神俱养，首重养神。养神之道贵在一个"静"字，人的精神情志活动最好保持在淡泊宁静的状态，做到摒除杂念，内无所蓄，外无所逐。中医养生亦主张专心致志，保持精神静谧，"寡言语以养气，寡思虑以养神"，避免"多思则神殆，多念则志散，多欲则志昏，多事则形劳"。

要想使身体健康无病，保持旺盛的生命力，就要保养肾精，也即狭义的"精"。精足，则人之生源充足，生源足则防老抗衰有术。《千金要方》中指出："精竭则身惫。故欲不节则精耗，精耗则气衰，气衰则病至，病至则身危。"告诫人们宜保养肾精，这是关系到机体健康和生命安危的大事。这也足以说明，精不可耗伤，养精方可强身益寿。

4. 调息养气、持之以恒

保养元气应顺四时、慎起居、调情志。调畅气机多以调息为主。养生保健要坚持不懈地努力，持之以恒地进行调摄，才能达到目的。

二、中医养生的方法

1. 情志养生

中医认为人有喜、怒、忧、思、悲、恐、惊的情志变化，称为七情。其中怒、喜、思、忧、恐为五志，五志与五脏有着密切的关系。《黄帝内经》有"怒伤肝，悲胜怒""喜伤心，恐胜喜""思伤脾，怒胜思""忧伤肺，喜胜忧""恐伤肾，思胜恐"等理论，被历代医家应用于养生学中。情志调摄对于防病祛疾、益寿延年起着不可低估的微妙作用。异常的情志活动，可使情绪失控而导致神经系统功能失调，引起人体内阴阳紊乱，从而出现百病丛生、早衰，甚至短寿的后果。故善养生者，宜注意情志调摄。

调养心神的方法：①清静养神。少私寡欲，凝神静思，抑目静耳，重视道德修养。②开朗乐观。培养乐观的人生态度，提高心理上的抗逆能力，胸怀要宽阔，情绪宜乐观。③保持心理平衡。要淡泊宁静，知足常乐，增强自己的心理承受能力，保证身心健康。

调节异常情志的方法：①节制法。戒怒，宠辱不惊。②宣泄法。倾诉，记日记，高歌，痛哭。③转移法。增加有益心身健康的兴趣，寻找精神寄托，怡养心志，舒畅情怀，如音乐欣赏、书法绘画、种花养鸟、弈棋垂钓及外出旅游等。

情志相胜：思胜恐，恐胜喜，喜胜悲，悲胜怒，怒胜思。

2. 心理养生

心理养生是从精神上保持良好状态，以保障机体功能的正常发挥，来达到防病健身、延年益寿的目的。专家预计，心理养生将成为21世纪的健康主题。善良是心理养生的营养素，宽容是心

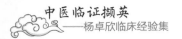

理养生的调节阀，乐观是心理养生的不老丹，淡泊是心理养生的免疫剂。

3. 饮食养生

民以食为天，饮食是维持人体生命活动的主要物质。人体生理活动所必需的营养物质都来源于饮食，饮食与人类的健康密切有关。合理科学的饮食应该是日常生活中养生的重要内容。

饮食养生的原则：①全面膳食。饮食多样化，食谱广泛，各类食物合理搭配。②饮食有节。定时定量，不偏食，不挑食。③因人择食。根据年龄、性别、体质的不同而选择食物。④因时择食。根据季节气候特点而选择食物。

饮食养生的特点：因后天之本，及早食养；食养的关键在于饮食有节；先食疗、后药饵；多遵循早食常宜早、晚食不宜迟、夜食反多损的原则。

4. 起居养生

《素问·四气调神大论》云："春三月，此为发陈。天地俱生，万物以荣，夜卧早起，广步于庭，被发缓形，以使志生，生而勿杀，予而勿夺，赏而勿罚，此春气之应，养生之道也；逆之则伤肝，夏为寒变，奉长者少。夏三月，此为蕃秀。天地气交，万物华实，夜卧早起，无厌于日，使志勿怒，使华英成秀，使气得泄，若所爱在外，此夏气之应，养长之道也；逆之则伤心，秋为痎疟，奉收者少，冬至重病。秋三月，此谓容平。天气以急，地气以明，早卧早起，与鸡俱兴，使志安宁，以缓秋刑，收敛神气，使秋气平，无外其志，使肺气清，此秋气之应，养收之道也；逆之则伤肺，冬为飧泄，奉藏者少。冬三月，此为闭藏。水冰地坼，勿扰乎阳，早卧晚起，必待日光，使志若伏若匿，若有私意，若已有得，去寒就温，无泄皮肤，使气极夺。此冬气之应，养藏之道也；逆之则伤肾，春为痿厥，奉生者少。"

从上述经文可以总结出以下几个方面的养生内容：①起居规律。要养成有规律的生活习惯。②劳逸适度。因为"久行伤筋，久视伤血，久立伤骨，久卧伤气，久坐伤肉"。③科学睡眠。要注意卧具适宜，睡姿正确，就寝定时，睡时充足。④衣着相宜。衣着要舒适合体，适时增减衣物，因时因人择衣，鞋帽适体。⑤二便通畅。

5. 运动养生

运动养生是通过运动锻炼，活动筋骨，调节气息，静心宁神，从而疏通经络、调和脏腑气血，达到增强体质、益寿延年的养生方法。运动养生有三大要领：意守，调息，动形。关键是意守，精神专注，才能呼吸均匀，引导气血周流全身，内练精神，外练筋骨四肢，内外和谐，经络畅通，气血调和，使机体得到全面的锻炼。

运动养生的原则：①掌握要领。②循序渐进。③持之以恒。④因人因时而异。肥胖者应以锻炼形体为主，可练习五禽戏、八段锦等。形瘦者以静功意守为主，可练习放松功、内养功、强壮功等。春季以活动筋骨为主，夏季以练气保津为主。

运动养生的形式：传统的导引术能活动躯体四肢以练形，锻炼呼吸以练气，并以意导气，气率血行，从而使周身气血恢复正常运行，病体得以康复。常见的有八段锦、易筋经、五禽戏、太极拳等。

太极拳是我国武术中著名的内家拳种之一，由来已久。它是一种既有益于健康，又能抗暴自卫，并具有极高哲理、生理和技击力学原理的拳术。著名的太极拳流派有陈氏、杨氏、吴氏、武氏、孙氏等。

八段锦是由八节动作组成的一种健身运动方法，全套动作精炼，运动量适度，具有疏通经络、消结化瘀、保津益气、减脂降

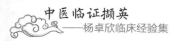

压、畅通气血、疏筋柔体、调整脏腑的作用。

易筋经是一种以强身壮力为主的锻炼方法，"易"有变易的意思，"筋"指筋脉。易筋经共有12式，它的主要特点是动静结合，内静以收心调息，外动以强筋壮骨。

五禽戏是通过模仿虎之威猛、鹿之安详、熊之沉稳、猿之灵巧、鸟之轻巧以锻炼身体，可增强体力、行气活血、舒筋活络，也可用于慢性病的康复治疗。可以全套练习，也可练习其中的1~2节。

6. 推拿保健

经络是人体内脏与体表联系的通路，它能运行气血、联络脏腑、沟通内外、贯通上下。推拿是通过刺激经络和腧穴，调节脏腑组织功能，泻其有余，补其不足，促使人体气血流通、阴平阳秘，起到行气活血、化瘀消肿、疏经通络、解痉止痛、滑利关节、调整脏腑功能的作用。

推拿具有"简、验、便、廉"的特点，尤其是自我推拿，不受设备、环境等条件限制，不用针、不用药，即能达到祛病强身的目的，很受广大群众欢迎，非常值得人们学习、运用。长期坚持就可增强体力，保持精力充沛，防病治病。

常用保健穴：①足三里：为全身性强壮要穴，也是自古以来养生保健第一要穴，备受古今养生家、医学家们的重视。"若要身体安，三里要常按""常灸足三里，赛吃老母鸡"等是在全国各地流传的俗语。按揉足三里可和胃健脾、通腑化痰、祛风化湿、补气养血、升降气机、防病保健，有强壮作用。②太阳：功能缓解头痛，增强记忆力。③风池：功能疏风清热，醒脑开窍。④迎香：可促进鼻黏膜血循环，增强正常分泌，湿润鼻腔，并预防感冒和防治鼻炎。⑤涌泉：可益肾通便、宁神息风，为常用保健穴位。⑥三阴交：适用于腰足寒冷者，可增强生殖器官的抗病能力。

　　常用推拿动作：以下动作每日坚持练习，可以保健强身，预防疾病。①擦面：可促进面部血液循环，有助于保持面部皮肤的弹性和张力。②鸣天鼓：两手掌心紧按两耳，两手食指、中指和无名指分别轻轻敲击脑后枕骨，有助于预防头昏、项强等症的发生。③揉腹：能够改善腹腔血液循环，促进肠的蠕动，促进消化机能。④擦涌泉：不仅可通过改善局部血液循环而有助于健步，而且还有助于预防失眠、心悸等症的发生。⑤梳头皮：两手的手指弯曲呈钩状，从下往上往后梳头发。两手先梳头顶部，再梳头角部，再梳侧头部，共梳30次。然后双掌按摩头皮20次。此法有促进脑部血循环、防治头痛头晕、使头脑清醒的作用。⑥捻委中：分别用右手拇指捻左腿委中、用左手拇指捻右腿委中各20次。此法有防治腰背痛的作用。⑦搓肾俞：两手对搓发热后紧按肾俞，用力向下搓到尾骨，然后再退回到两臂后屈尽处。搓肾俞有培育元气、调和气血、疏通经络、强壮筋骨、止痛散风的作用，对防治功能性腰痛特别是慢性腰肌劳损、急性腰扭伤效果较好。

第三章

中医临证验案选

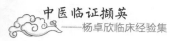

第一节 妇科、男科病医案

【案一】经水早断

白某，女，34岁，2017年7月29日初诊。

主诉：闭经1年。

病史：2016年6月计划生育二胎，口服农村医生自制的育儿药丸后闭经半年，查性激素：FSH 103.29 IU/L，诊为"卵巢功能早衰"，予口服雌二醇片/雌二醇地屈孕酮片复合包装治疗，此后患者需服用该药月经方能来潮，2016年10月15日月经来潮，经期复查FSH 90.66 IU/L，AMH小于0.06 ng/mL。就诊时症见：闭经，人工周期月经，经量少，色暗红，平素易疲倦，头晕，记忆力减退，怕冷，多汗，腹胀，纳稍差，眠欠佳，二便调。舌淡红，苔薄白，脉弱。LMP：2017年7月13日。

辅助检查：2017年7月17日查性激素，FSH 57.2 IU/L，LH 10.8 IU/L；B超示"子宫内膜1.3 mm，右侧卵巢囊样结构，左侧卵巢囊泡样声像"。

中医诊断：经水早断；西医诊断：卵巢功能早衰。

辨证：脾肾亏虚、气血失调。

治则：健脾益肾、补益气血。

针灸：予调任通督针刺法，主穴取百会、神庭、中脘、关元、气海，配穴取本神、天枢、归来、足三里、三阴交、太溪、太冲，予平补平泻法。气海、关元、天枢、归来加用温和灸。每次留针30 min，每周治疗3次。

方药：四君子汤合右归丸加减。14剂，每日1剂，分两次服。

黄芪20 g	党参15 g	茯苓15 g	麦冬15 g
黄精15 g	山茱萸15 g	巴戟天15 g	菟丝子15 g
炒白术10 g	陈皮10 g	当归10 g	川芎10 g
牡丹皮10 g	炙甘草10 g		

2017年8月26日二诊，患者经针灸和中药治疗后自觉疲倦较前改善，精神好转，仍闭经，怕冷，眠欠佳，时烦躁，上方加用柴胡、白芍各10 g，续服14剂。继续原针灸方案治疗。

2018年2月6日三诊，患者诉精力较前明显好转，睡眠改善，无明显怕冷。自觉针灸疗效佳，毒副作用小，希望停服西药及中药，并继续坚持针灸治疗。

2018年6月19日四诊，患者月经复潮，LMP：2018年6月9日，经量中，色鲜红，痛经（－），血块（－）。已无明显怕冷，纳眠可，二便调。舌淡红，苔薄白，脉弱。2018年6月11日查性激素：FSH 25.2 IU/L，LH 4.12 IU/L；B超示"子宫内膜5 mm，右侧卵巢见Ⅰ类卵泡样回声"。嘱患者继续针灸治疗，后随访患者月经周期规律。

按：对于POF的治疗，现代医学主要是恢复、保存、替代卵巢功能，而在恢复卵巢功能方面疗效不确切，如激素替代治疗及针对不孕症的诱发排卵、免疫抑制治疗和辅助赠卵技术等[1]。POF可以归于中医"闭经""血枯""不孕""绝子""经水早断"等范畴。女性以血为本，血化生于脾胃，统摄于脾，藏于肝，施泄于肾，与妇科疾病的发生最有关的是脾肾两脏，因此，中药以补脾益肾、调理气血为治则，方用四君子汤为底方健脾益气，脾气旺盛则血自生，配合补肾之品山茱萸、巴戟天、黄精，以培补先天之本。针灸治疗对人体垂体促性腺激素的作用比较持久，长时期停药仍然疗效明显，因此相对西医来说，中医治疗POF有相当大的潜力和光明的发展前景。POF患者大部分都有睡眠障碍和情志不调的症状。百会位于头部，有调节睡眠和改善情志的作用。中脘位于上腹部、天枢位于脐旁、归来位于下腹部，三穴相配有健脾和胃、调经理气之功。肾藏精，为先天之本，主生殖，选取肾经原穴太溪，可培补肾精、补充肾气。关元位于任脉，加上三阴交活血通经，可以起到很好的通调冲任的作用。太冲有清肝泄热、清利头目、调理下焦的功效，能主治月经不调、经闭、带下等妇科病。

参考文献：

[1] 吕清媛，郑培兰. 坤泰胶囊对绝经前子宫切除患者卵巢功能的影响 [J]. 医药导报，2010，29（6）：716-718.

【案二】月经先后无定期

郭某，女，30岁，2016年11月22日初诊。

主诉：月经不规则1年余。

病史：近1年来月经周期不规律，先后不定期，周期20～45天不等，经行7～8天，量少，色暗，血块（+），经期腹胀，LMP：2016年11月19日。既往怀孕3次，生产0次，异位妊娠1次，胚胎停育2次。就诊时症见：月经量少，无痛经，血块（+），面色无华，头晕，乏力，气短，纳眠尚可，二便调。舌淡红，苔薄白，脉弦细。

辅助检查：2016年8月28日查染色体正常，封闭抗体（–），性激素六项（–），妇科彩超（–）。

中医诊断：月经先后无定期；西医诊断：异常子宫出血。

辨证：气血不足。

治则：补益气血。

针灸：予调任通督针刺法，主穴取百会、膻中、气海、关元，配穴取足三里、三阴交、太冲，予平补平泻法。气海、关元加用温和灸法。每次留针30 min，每周治疗3次。

方药：以八珍汤加味。14剂，每日1剂，分两次服。

党参20 g	黄芪20 g	茯苓15 g	当归15 g
炒麦芽15 g	熟地黄15 g	制首乌15 g	白芍15 g
大枣15 g	白术10 g	川芎10 g	炙甘草10 g

2016年12月20日二诊，患者诉月经尚未来潮，头晕、气短较前好转，近日觉纳差，伴腹胀，晨起口干苦，大便秘结，2～3天1行，小便调，舌脉同前。继续予针灸治疗，中药守原方加枳壳10 g、陈皮10 g，继服14剂。

2017年2月21日三诊，患者诉2月15日月经来潮，经量少，色淡，血块（＋）。舌淡红，苔薄白，脉沉细。继续予针刺治疗，守前方加鹿角霜、桑椹、牛膝各15 g，继服14剂。2017年3月份随访月经正常。

按：本例患者月经周期不定，经量少，色暗，兼有头晕、气短等症，结合舌脉，辨证为气血不足，治则以补益气血为主，方药选八珍汤加味。吴昆在《医方考》卷三中提到："血气俱虚者，此方主之。人之身，气血而已。气者百骸之父，血者百骸之母，不可使其失养者也。是方也，人参、白术、茯苓、甘草，甘温之品也，所以补气。当归、川芎、芍药、地黄，质润之品也，所以补血。气旺则百骸资之以生，血旺则百骸资之以养。形体既充，则百邪不入，故人乐有药饵焉。"二诊时腹胀、口苦、便秘，考虑为脾胃虚弱，在补益气血的同时需要健运脾胃，故加用陈皮、枳壳，脾气健运才能更好地吸收，真正达到补益气血的效果。三诊时症见月经量少、色淡，结合舌脉象，考虑兼有肾虚，故予鹿角霜、桑椹以补肾。治疗期间同时配合针刺，调理冲任、平和阴阳，加用灸法，以更好地温通补益气血。中药加针灸，气机得畅，冲任得调，从而使月经恢复规律。

【案三】月经过少

李某，女，28岁，2018年7月15日初诊。

主诉：月经量少2年余。

病史：患者曾自然怀孕2次，均于孕7～8周胎停行清宫术，平素月经规则，但量少，2天干净，月经总量不足5 mL，色暗红，血块（+），痛经（−）。就诊时症见：容易急躁，胸闷，月经规则，量少色暗，纳欠佳，眠可，大便干稀不调，LMP：2018年6月29日。舌淡红，苔薄白，脉弦细。

辅助检查：2018年7月1日查性激素六项（−）；2018年6月15日彩超示"子宫内膜5 mm"，7月14日彩超示"左侧见优势卵泡18 mm×17 mm，子宫内膜4 mm"。

中医诊断：月经过少；西医诊断：异常子宫出血。

辨证：肝郁脾虚。

治则：疏肝健脾。

针灸：取百会、期门、气海、关元、合谷、足三里、三阴交、太冲等穴。其中合谷、太冲予提插捻转泻法，气海、关元针刺后加用温和灸。每周治疗3次，每次留针30 min。

方药：逍遥散加减。14剂，每日1剂，分两次服。

当归10 g　茯苓10 g　白芍10 g　白术10 g

柴胡10 g　甘草5 g　党参30 g　陈皮10 g

2018年11月20日二诊，复查彩超示"子宫内膜7 mm，卵泡已排"。诉近2个月月经量较前稍增多，量约15 mL，胃纳较前改善，大便正常，近期未避孕，担心子宫内膜薄影响受精卵着床，嘱其放宽心情，暂停中药治疗，并继续予针刺治疗。

2018年12月3日三诊，患者自测尿HCG阳性，已成功受孕。嘱其追踪血HCG值，确定宫内妊娠后积极保胎治疗。

按：中医认为，月经的产生是肾–天癸–冲任–胞宫相互调节，并在全身脏腑、经络、气血的协调作用下，子宫定时藏泻的结果，因此在月经产生的任何一个环节出现问题，都将影响月经量的多少。《妇人规》曰："经血之源，生化于脾，总统于心，藏受于肝，宣布于肺，泄于肾。"本人在临证中尤其看重肝肾在经血化生中的作用，本例患者因清宫流产术后出现月经量少，伴有色暗，兼有急躁易怒、纳少、大便溏等症，结合舌脉，辨证为肝郁脾虚。方选逍遥散加味，以疏肝理气为主，兼顾健脾，脾胃健运才能更好地化生气血。针灸以补养为主，稍事疏泄。针药同施，从而更好地疏肝健脾、补益气血，气血生化有源则天癸充盈，血因时而下，月经量较前增多，为受精卵着床提供了条件。

【案四】月经过少

杨某，女，39岁，2016年10月18日初诊。

主诉：月经量少1年。

病史：患者近1年月经量少，约为既往月经量的1/4，月经尚规律，经期5天，周期30天，色红，无痛经，无血块。LMP：2016年9月23日。既往怀孕3次，生产1次，人流2次。就诊时症见：面色无华，平素易感疲劳乏力，心情烦躁，偶有心悸、头晕，眠差，多梦易醒，腰酸，口干，纳一般，大便溏，每日1行，小便调。舌淡胖，边有齿印，苔薄白，脉细弱。

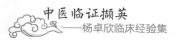

辅助检查：2016年5月查性激素，FSH 11.18 IU/L，LH 3.36 IU/L，E2 59 pmol/L，AMH 0.98 ng/mL。2016年9月26日彩色多普勒超声检查示双侧卵巢卵泡数总和为3个。

中医诊断：月经过少；西医诊断：卵巢储备功能下降。

辨证：心脾两虚、气血不足。

治则：健脾养心、益气补血。

方药：归脾汤加味。14剂，每日1剂，分两次服。

党参15 g　炒白术15 g　黄芪15 g　茯苓15 g

远志10 g　酸枣仁15 g　木香5 g　龙眼肉15 g

当归10 g　莲子15 g　麦冬15 g　大枣15 g

炙甘草5 g

2016年11月1日二诊，LMP：2016年10月23日。月经量少同前，经期5天，周期30天，经前双乳胀痛，经行时小腹刺痛感，无口干，胃纳较前好转，眠差，一夜睡眠时间不足3 h，舌脉同前。治疗予在前方的基础上，去茯苓、麦冬，加黄芪20 g、熟地黄15 g、川芎10 g、陈皮10 g、木香5 g，继服14剂，另予艾司唑仑片，临睡前口服1片。

2016年12月20日三诊，LMP：2016年11月20日，月经量较前增多，经期5天，无血块，无痛经。纳眠较前明显好转，二便调，舌质淡，边有齿印，苔薄白，脉细。方药在上方基础去川芎、陈皮、木香，加桑椹、制首乌、续断各15 g。继服14剂。增加针刺治疗，予调任通督针刺法，取穴：百会、四神聪、气海、关元、足三里、三阴交、照海、太冲。留针或温针灸30 min，每周治疗3次。

2017年1月25日四诊，患者月经量明显增多，偶有心情烦躁，夜间睡眠易惊醒，梦多，纳可，二便调。舌淡红，边有齿印，苔薄白，脉细。LMP：2017年1月20日，近期有二胎生育要求，查性激素：FSH 9.72 IU/L，LH 7.74 IU/L，P 0.28 μg/L，AMH 1.49 ng/ mL。中药治疗以健脾益肾为法。针灸治疗同前。

方药：六味地黄丸加减。14剂，每日1剂，分两次服。

熟地黄15 g　　山药20 g　　　山茱萸15 g　　茯苓15 g

制首乌20 g　　女贞子15 g　　淫羊藿15 g　　续断片15 g

麦冬15 g　　　菟丝子15 g　　巴戟天15 g　　桑寄生15 g

益智仁15 g　　知母10 g　　　甘草10 g

随访至2017年8月，月经按时来潮，量中；复查性激素：FSH 4.02 IU/L，LH 4.34 IU/L，P 0.77 μg/L。

按：本案女子因孕产、人流术后，胞宫受损，致肾-天癸-冲任-胞宫轴失调，冲任、气血耗伤，经水生成无源，郁滞不畅，而发为月经过少病。《傅青主女科》言"经水出诸肾"，说明月经与先天之本肾的关系紧密，而补肾之品过于滋腻，非虚弱之脾胃所能负担，故治疗上当先补脾调胃，只有脾胃的运化功能正常，后天之精微才能源源不断地充盈先天之精血。故以归脾汤加减化裁，补益脾胃气血，使得女子胞宫经水生成有源；待脾胃的功能强盛，以脾肾双补为治则，主方用六味地黄丸，加入女贞子、淫羊藿、续断片、菟丝子、巴戟天、桑寄生等温肾填精之品，另佐以麦冬、知母使方药温而不燥。配合调任通督针刺法，使血海得以充养，经脉气血通畅，故月事按时来潮，经水充盈。

【案五】月经过少

宋某，女，27岁，2017年11月28日初诊。

主诉：月经量少1年余。

病史：患者1年多来月经量少色暗，血块多，轻微痛经。平素月经规律，经期4～5天，周期30～35天。LMP：2017年11月25

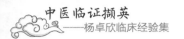

日。就诊时症见：月经量少，色暗红，无痛经，血块（＋），平素易怒，背部痤疮多，多毛，纳可眠安，二便调。舌淡暗，边有齿印，苔白，脉沉细。

辅助检查：2016年10月26日查性激素，FSH 9.23 IU/L，LH 4.61 IU/L，E2 64 pmol/L，PRL 421 mIU/L，P 2.0 nmol/L，T 2.83 nmol/L；2016年12月20日彩超显示子宫附件均正常。

中医诊断：月经过少；西医诊断：异常子宫出血。

辨证：肝气不疏，脾肾不足。

治则：疏肝理气，调补脾肾。

针灸：予调任通督针刺法，取穴：百会、神庭、中脘、关元、气海、天枢、归来、脾俞、肾俞、太溪、足三里、三阴交、太冲。天枢、归来、气海、关元加温和灸。每次治疗选取任脉或督脉，两经交替针刺，每次留针30 min，每周治疗3次。

方药：逍遥散合寿胎丸加减。14剂，每日1剂，分两次服。

党参20 g	黄芪20 g	柴胡10 g	茯苓15 g
阿胶15 g	续断15 g	菟丝子15 g	桑寄生15 g
炒白术10 g	当归10 g	川芎10 g	陈皮10 g
白芍10 g	炙甘草10 g		

2017年12月12日二诊，患者诉易烦躁，轻微口干，胃脘胀满，纳可，眠浅，二便调。舌淡红边有齿印，苔薄白，脉沉细。继续针刺治疗，中药守原方加制首乌、陈皮各10 g，继服14剂。

2018年1月9日三诊，LMP：2017年12月27日，经量较前增加，烦躁易怒减轻，已无胃脘胀满，纳可，眠浅梦多。矢气多，二便调，舌淡尖红，苔薄白，脉沉细。查经阴道子宫附件彩超，子宫内膜厚度为8 mm。左侧附件卵泡17 mm×13 mm，右侧附件未见明显异常。继续针刺治疗，守原方加枳壳10 g、鹿角霜15 g，继服14剂。2月、3月随访月经量已恢复正常。

　　按：本例患者月经量少，色暗，兼有易怒等症，结合舌脉，辨证为肝气郁滞、脾肾不足，逍遥散中柴胡疏肝解郁，使肝气得以调达，为君药；当归甘辛苦温，养血和血；白芍酸苦微寒，养血敛阴，柔肝缓急，为臣药。炒白术、茯苓健脾去湿，使运化有权，气血有源，灸甘草益气补中，缓肝之急，为佐药。寿胎丸由张锡纯所创，是治疗滑胎的方，有补肾之功，方中菟丝子补肾益精，桑寄生、续断补肝肾，固冲任，阿胶滋养阴血，使冲任血旺，四药相配，共奏补肾之功。本病方药以疏肝理气、补益脾肾为主，同时配合针灸以调任通督，加用灸法，温通补益气血。针药结合，冲任得畅，则经血充沛。

【案六】产后恶露不绝

　　刘某，女，23岁，2017年10月15日初诊。

　　主诉：产后恶露不尽2月。

　　病史：患者2017年8月28日顺产1健康女婴，产后至今恶露未干净，量时多时少，量多时每日6片卫生巾，1/2湿透，色鲜红，少许血块，无腹痛。曾在外院就诊，予口服益母草颗粒、生化汤颗粒，症状稍好转。就诊时症见：平素易疲倦，易出汗，口干，五心烦热，腰膝酸软，眠安，纳可，二便调。舌暗少津，舌尖红，苔薄白，脉细数。

　　辅助检查：2017年10月10日外院超声示"子宫内膜回声欠均匀，子宫直肠凹内未见积液，双侧附件正常"。

　　中医诊断：产后恶露不绝；西医诊断：产后子宫复旧不全。

　　辨证：阴虚火旺。

　　治则：滋阴降火。

　　针灸：取太溪、地机、气海、关元、足三里、三阴交、太冲

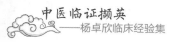

等穴。其中足三里、三阴交、气海、关元用补法，余穴用平补平泻法，留针30 min，隔天1次，每周治疗3次。

方药：大补阴丸加减。14剂，每日1剂，分两次服。

太子参15 g　　地骨皮15 g　　麦冬15 g　　　熟地黄15 g

黄柏15 g　　　茯苓15 g　　　牡丹皮10 g　　知母10 g

三七10 g　　　当归10 g　　　甘草5 g　　　　醋龟甲30 g（先煎）

2017年11月12日二诊，患者诉恶露减少，色红，已无血块，仍容易疲倦，出汗减少，怕冷减轻，纳可，眠安，二便调。舌暗红、苔薄白，脉细。继续予针刺治疗，守原方继服14剂。

2017年11月28日三诊，患者诉近5天已无恶露，疲倦感明显改善，纳眠二便均正常。舌暗红、苔薄白，脉细。1个月后随访，恶露已尽，身体恢复正常。

按：本例患者产后恶露不尽，色鲜红，兼疲倦、出汗、五心烦热等症，结合舌脉，辨证为阴虚火旺，故治则为滋阴清热。选大补阴丸加味，方中熟地黄一药，《本草从新》载其"滋肾水，封填骨髓，利血脉，补益真阴，聪耳明目，黑发乌须。又能补脾阴，止久泻"，结合醋龟甲补肾滋阴，两者相合，阴复则火自降；黄柏、知母苦寒泻火，火降则阴可保。又产后多虚多瘀，故以太子参、牡丹皮、当归益气养血活血。同时配合针刺，调理冲任，平和阴阳，冲任得畅，阴平阳秘，则恶露得尽。

【案七】腹痛

段某，女，28岁，2018年11月20日初诊。

主诉：下腹疼痛间作1年余。

病史：患者2017年7月、9月人流2次，当时诊为"盆腔炎"，行宫腔粘连分解术后出现少腹、小腹部疼痛，呈间作性胀痛感，服用妇炎康等药物后可缓解，近半年月经量较前减少，经期7天，周期30天，色暗，有血块，伴痛经，以少腹、小腹部疼痛为主，LMP：2018年11月1日。既往怀孕4次，生产1次，人流3次，有多发内痔病史。就诊时症见：平素易疲倦，出汗多，纳可，眠一般，小便可，大便干结，时夹带白色黏液，2～3天1行。舌胖大，质淡红，边红，苔微腻，脉弦数。

中医诊断：腹痛；西医诊断：慢性盆腔炎。

辨证：湿热瘀结。

治则：清热解毒，活血化瘀。

方药：当归芍药散加味。14剂，每日1剂，分两次服。

当归10 g	川芎30 g	赤芍15 g	柴胡10 g
枳壳10 g	三棱15 g	莪术15 g	延胡索15 g
川楝子15 g	生地黄15 g	黄柏10 g	炒白术15 g
黄芪30 g	甘草10 g		

嘱患者经期停服中药，睡前经肛门纳入化痔栓，连续使用7天，忌辛辣刺激食物。

2018年12月18日二诊，患者下腹疼痛较前减轻，12月1日月经如期而至，量增多，有血块，伴腰酸，经行前乳涨，大便成形，质黏腻，1～2天1行，舌脉同前。原方去三棱、莪术、川楝子，川芎减至15 g，柴胡加至15 g，继服14剂。

2019年1月8日三诊，患者下腹痛偶有发作，较前明显减轻，继服上方7剂，服完后予继服加味逍遥丸巩固疗效。2个月后随访患者月经如常，无明显腹痛不适。

按：慢性盆腔炎是妇科常见病、多发病，归属于中医"妇人腹痛""带下病"等范畴。该患者既往孕产过多，又因人流之术损伤胞宫，以致湿浊热毒内蕴胞宫，气血瘀滞，致湿热瘀结，故以清热解毒、活血化瘀为治则。《金匮要略》曰："妇人腹中诸痛，当归芍药散主之。"本病以当归芍药散加味为主方，药用当归、川芎、赤芍以活血化瘀，三棱、莪术、延胡索以行气止痛，柴胡、枳壳以疏肝理气，川楝子、生地黄、黄柏以清热解毒凉血，炒白术、黄芪固护脾胃，甘草调和诸药。因川芎为血中气药，味辛走窜，故不宜多服，应中病即止，同时活血祛瘀药加苦寒药，易损伤人体正气，耗伤津液，故以补益药白术、黄芪固护正气，调节阴阳平衡。

【案八】精浊

吴某，男，38岁，2015年5月31日初诊。

主诉：尿频、会阴胀痛反复发作3年。

病史：患者3年来反复会阴胀痛，伴尿频尿急，尿量少，症状晨起减轻，下午加重。无其他不适。舌淡红，脉滑软弱。

辅助检查：B超示"前列腺光斑"。

中医诊断：精浊；西医诊断：慢性前列腺炎。

辨证：肾虚、湿浊阻滞下焦。

治则：补肾利湿，通淋祛浊。

针灸：予调任通督针法，取穴：气海、关元、命门、阴陵泉、地机、三阴交、太溪。其中太溪、三阴交予补法，阴陵泉、地机平补平泻。每周治疗3次，每次留针30 min。

方药：予六味地黄丸合八正散加减。3剂，每日1剂，分两次服。

金钱草30 g	车前草20 g	萹蓄10 g	瞿麦10 g
山茱萸20 g	骨碎补10 g	覆盆子10 g	熟地黄10 g
鸡内金10 g	泽泻10 g	甘草3 g	

2015年6月6日二诊，患者症状已消失，为防止复发，守方继

服7剂以巩固疗效，2个月后随访未再复发。

按：前列腺炎的发病，多由于思虑不节、相火妄动、入房太甚，导致精离其位、精元失守，此为本病之初因，继则热移膀胱。《诸病源候论》云："诸淋者，由肾虚而膀胱热故也……肾虚则小便数，膀胱热则水下涩，数而且涩则淋沥不宜。"患者正当壮年，湿热郁于膀胱，故脉滑，而脉兼软弱，则为肾虚之象，故以补肾利湿、通淋祛浊为法，方中金钱草不仅善治石淋，亦善清热淋，以车前草、萹蓄、瞿麦辅之，可清热活血通淋。山茱萸、骨碎补、覆盆子、熟地黄诸药配合，平补肾气，不温不腻。针刺亦法之，取气海、关元、命门，补下焦元气，太溪、三阴交补肾，阴陵泉、地机清热利湿，而地机又为脾经郄穴，尤善治疗男科、妇科之痛证。辨证既当，一诊而愈，复诊时守方继服，并叮嘱患者规律房事，调节情志，避免复发。

【案九】精浊

韦某，男，29岁，2017年10月17日初诊。

主诉：会阴胀痛1年。

病史：患者1年来会阴胀痛，经男科检查诊断为前列腺炎。就诊时症见：会阴胀痛，无尿频尿急，纳可，心烦，睡眠欠佳，大便完谷不化。舌淡胖，尖红，苔白腻，脉弦。

中医诊断：精浊；西医诊断：慢性前列腺炎。

辨证：肝气郁滞，脾虚湿蕴。

治则：疏肝行气，健脾化湿。

方药：四逆散加味。14剂，每日1剂，分两次服。

柴胡10 g　黄连5 g　白扁豆15 g　薏苡仁15 g

法半夏10 g　炒白术10 g　川楝子10 g　黄芪20 g

枳壳10 g　　　鸡内金10 g　　茯苓10 g　　　　甘草5 g

白芍10 g　　　厚朴15 g

2017年10月31日二诊，患者会阴胀痛减轻，大便完谷不化好转。仍见心烦，眠欠佳，纳可，舌淡胖，尖红，苔薄白，脉细弱。经治疗好转，原方加丹参15 g，继服14剂。

2017年11月14日三诊，患者会阴胀痛消失，近期因工作熬夜，动则汗出，经常感到疲乏，容易上火，纳可，大便已正常，小便调。舌淡胖，尖红，苔薄白，脉弦。患者症状改善，现主要为脾虚见症，以健脾益气为法治疗。

方药：参苓白术散加减。14剂，每日1剂，分两次服。

党参20 g　　　炒白术10 g　　茯苓10 g　　　白扁豆15 g

薏苡仁15 g　　法半夏10 g　　厚朴15 g　　　陈皮10 g

黄芪20 g　　　川楝子10 g　　枳壳10 g　　　鸡内金10 g

杏仁10 g　　　丹参5 g　　　莲子心15 g　　甘草5 g

随访知诸症好转，精神好。嘱患者规律作息，舒畅情志，避免复发。

按：此例患者会阴胀痛而排尿正常，无尿频、尿急之患。患者工作压力大，思虑太甚，所欲不得，而致肝经郁滞。会阴为足厥阴肝经所过之处，肝经气滞，则会阴胀痛，肝郁不疏则见心烦。《丹溪心法·赤白浊四十四》有云："若调摄失宜，思虑不节，嗜欲过度，水火不交，精元失守，由是而为赤白浊之患……"患者寐差，脉弦，皆为肝郁不疏之象。因此以四逆散为主方论治。又因木郁克土，而出现完谷不化。舌淡苔白腻，为脾虚湿蕴之象。舌尖红，为久病不愈，又兼平素熬夜而导致心火上炎。患者工作忙碌，无法安排时间针灸，故以中药治之，治疗中以四逆散疏肝缓急止痛，并以炒白术、白扁豆、黄芪、法半夏、鸡内金、茯苓、薏苡仁健脾益气化湿，厚朴、枳壳行气通滞，川楝子疏肝行气，黄连清心降火。复诊更加丹参、莲子心以清心降火。最后加党参、陈皮以加强补气化湿之力，方证既符，则诸症逐渐好转。

【案十】精浊

徐某，男，36岁，2018年1月9日初诊。

主诉：会阴部胀痛近1年。

病史：患者长期开车，2017年2月开始出现会阴部胀痛，牵扯至腹股沟不适，阴囊有潮湿感，阴茎不适，排尿无力，时淋漓不尽，偶伴随小便排出黏液。无尿急、尿痛，服中药治疗未效。平素纳眠可，大便每日2次，成形。舌暗淡，苔白厚腻，脉稍弦细。

前列腺常规检查：pH=7，卵磷脂小体（++）；前列腺液细菌、支原体培养均阴性，泌尿系统彩超未见异常。

中医诊断：精浊；西医诊断：慢性前列腺炎。

辨证：肝郁脾虚。

治则：疏肝健脾。

针灸：予调任通督法，主穴：关元、中极，配穴：归来、阴陵泉、三阴交、地机、曲泉、足五里、合谷、太冲等。其中关元、中极、归来向下斜刺，余穴直刺，均平补平泻，得气后留针，每周治疗3次，每次留针30 min。

方药：四逆散合四君子汤加味。7剂，每日1剂，分两次服。

党参15 g　炒白术10 g　茯苓15 g　郁金10 g

白芍15 g　枳壳10 g　柴胡10 g　延胡索15 g

陈皮5 g　炙甘草10 g　当归10 g

另予化痔栓塞肛，每晚1次。

2018年1月16日二诊，患者会阴部胀痛减轻，排尿较前畅快，已无黏液排出，大便每日2次，成形，纳眠可。舌暗，苔白厚，脉稍弦细。针灸予原方案继续治疗。方药予原方减郁金、柴胡、陈皮，加丹参15 g、三七10 g，继服7剂。

2018年1月23日三诊，患者会阴部胀痛已基本消失，偶有会阴隐闷不适，排尿顺畅，夜尿1次，大便每日1解。舌淡暗，苔薄白，脉细弱。方药予上方减丹参，加熟地黄15 g、桂枝10 g、附片10 g（先煎），继服14剂。

中药服完后继服逍遥丸半个月以巩固疗效。

按：患者长期开车，久坐压迫会阴精处，令经气郁滞，而致会阴胀痛诸症。《灵枢·经筋》云：“足厥阴之筋，循阴股，结于阴器，络诸筋。”因此，在前列腺炎的治疗上，本人尤其重视肝气的疏解。方中用郁金、柴胡、枳壳、延胡索疏肝理气，通经止痛，党参、炒白术、茯苓、甘草、陈皮等健脾行气。由于前列腺的病位特点，口服给药难以到达病所，故配合化痔栓塞肛，经直肠给药，药效可直达病所，起到祛瘀通滞的作用。针刺选穴，以肝、脾两经为主，阴陵泉、三阴交、地机可健脾化湿。曲泉为足厥阴肝经合穴，配合足五里治疗小便不利疗效显著。中极为膀胱之募穴，配合归来可解小腹、会阴疼痛。合谷、太冲疏肝行气，诸穴合用，起疏肝健脾、行气止痛之效。二诊会阴胀痛减轻，考虑久病必瘀，而又见舌暗，故减行气之品，增丹参、三七以化瘀通滞。三诊诸症已基本缓解，患者有夜尿，脉转细弱，为过于攻伐而见肾虚之象，故予熟地黄、桂枝、附片以补肾填精，温阳固肾。针药结合，经半个月调治，疾病向愈。

【案十一】不育

陈某，男，42岁，2017年8月22日初诊。

主诉：备育二胎。

病史：2011年已育1子，现备育二胎。小腹时有胀痛不适，不影响夫妻生活。7月16日查彩超示"左侧精索静脉曲张"，建议手术治疗，患者不愿手术，现寻求中医治疗。就诊时症见：性情易急躁，容易汗出，怕冷。偶有心慌心悸、头晕，恶食生冷，容易腹胀，大便溏，日解2～3次。平素眠浅易醒，醒后难入睡。小便调。舌尖红，舌边稍有齿印，苔薄白，脉弦数。

辅助检查：2017年7月2日查精子存活率12.35%，前向运动精子5.57%，正常精子0.5%；精液细菌培养未见异常；G6PD（−）。

中医诊断：不育；西医诊断：精索静脉曲张。

辨证：肝气郁滞，脾肾两虚。

治则：疏肝解郁，健脾补肾。

方药：四逆散合异功散、五子衍宗丸加味。14剂，每日1剂，分两次服。

柴胡10 g	白芍15 g	枳壳10 g	党参15 g
川楝子10 g	茯苓15 g	炒白术10 g	金樱子20 g
黄芪15 g	菟丝子15 g	五味子5 g	巴戟天15 g
炙甘草10 g	陈皮10 g		

健康宣教：嘱患者劳逸结合，作息有时，避免进食生冷，增加运动锻炼。

2017年9月12日二诊，患者情绪较前好转，眠差易醒，易疲倦乏力，便溏，汗多，怕冷。舌淡红边有齿印，苔薄白，脉弦细。上方加覆盆子15 g，继服14剂。

2017年9月26日三诊，患者入睡尚可，易醒，白天精神一般，动则汗出，怕冷，时有急躁情绪，腹胀减轻，大便溏，每日2次。舌淡红，边有齿印，苔薄白，脉细弱。予专攻健脾补肾生精之品，14剂，每日1剂，分两次服。

党参15 g　　炒白术10 g　　茯苓15 g　　陈皮10 g

黄芪20 g　　金樱子20 g　　巴戟天15 g　　淫羊藿15 g

当归10 g　　熟地黄15 g　　山药20 g　　覆盆子15 g

炙甘草10 g　　黄精15 g

2017年10月24日四诊，患者睡眠改善，无明显怕冷，汗出减少，纳可，已无腹胀，大便溏，每日1次。舌淡红，边有齿印，苔薄白，脉弱。上方加砂仁10 g后下，继服14剂。

2017年11月7日五诊，患者诸症如前，舌淡红，苔薄白，脉细弱。11月4日复查精液分析：精子存活率30%，前向运动精子13%，总活动精子25%。精子质量改善，继续予补肾填精之品。14剂，每日1剂，分两次服。

熟地黄15 g　　山茱萸15 g　　茯苓15 g　　菟丝子15 g

金樱子30 g　　覆盆子20 g　　五味子5 g　　巴戟天15 g

当归10 g　　淫羊藿15 g　　桑椹15 g　　牡丹皮10 g

黄精15 g　　炙甘草10 g

2017年12月5日六诊，患者纳眠可，服药期间大便溏，每日2次，因出差数日，停药后大便成形，每日1次，无明显怕冷，但进食冷饮易腹泻，自汗不明显，小便调。既往有过敏性鼻炎病史，现又出现喷嚏、鼻痒。舌暗红，边有齿印，苔薄白，脉细弱。方药减牡丹皮，加黄芪20 g、陈皮10 g，继服14剂。

2017年12月19日七诊，患者睡眠已正常，精神好，无腹胀，大便正常，已不像之前动则汗出。舌淡红，苔薄白，脉弱。上方再加益智仁15 g，继服14剂。

之后数次复诊，方药随证稍作加减继服。至2018年3月13日复查精液常规（括号内为正常值）：精子存活率55%（大于58%），前向运动精子15%（大于32%），总活动精子35%（大于

40%），正常形态精子1%（大于4%）。2月后随访，患者诉配偶已孕3周。

按：《素问·上古天真论》言丈夫"二八，肾气盛，天癸至，精气溢泻，阴阳和，故能有子"，指出男子肾气足、阴阳和方能生育。但历代治不育之症，因观念与科学水平所限，多责之于女性，少有责之于男方，故所传医理及方案鲜少。本例患者不育之由虽为精索静脉曲张致精子质量欠佳，但中医视之，见症复杂，患者平素易急躁，胃纳一般，易腹胀，畏食生冷，为肝脾不和、脾阳不足而失于清阳不升，故腹胀而便溏。睡眠差，眠浅易醒，醒后难入睡，大便稀溏，并有心慌、心悸，为心脾两虚之象。头晕、怕冷、精弱为肾虚之征。综观本例病案，乃本虚标实之证，病及心、脾、肝、肾，诸虚不足，需长期治疗。治疗先予治标，待肝气舒畅，再予健脾补肾治本。处方以四逆散、四君子汤、五子衍宗丸、六味地黄丸等随证加减，调治半年余，患者精子质量不断改善，配偶终顺利受孕。

第二节 不寐医案

【案一】

张某，女，27岁，2017年8月22日初诊。

主诉：眠差半年。

病史：患者半年前因感情问题出现夜不能寐，甚则通宵达旦，服用安眠药助眠收效甚微。平素倦怠乏力，纳食无味，腹痛

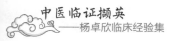
便溏，时有胸胁胀痛。LMP：2017年8月10日。舌淡红、边有齿印，脉弦细。

中医诊断：不寐；西医诊断：睡眠障碍。

辨证：肝郁脾虚，心神失养。

治则：疏肝健脾，养心安神。

针灸：予调任通督针刺法，主穴：百会、神庭、气海、关元、中脘、膻中，配穴：神门、安眠、三阴交、太冲、足三里。太冲予泻法，足三里予补法，余穴平补平泻，每周治疗3次，每次留针30 min。

方药：四逆散合四君子汤加味。7剂，每日1剂，分两次服。

柴胡10 g	枳壳10 g	炒白术10 g	佛手10 g
白芍15 g	太子参15 g	茯苓15 g	炒麦芽15 g
炒酸枣仁15 g	广木香6 g	甘草5 g	

2017年8月29日二诊，经治疗7天，患者晚上可入睡3～4 h，腹痛减轻，大便成形。继续守上方针药并治7天，药尽病除。

按：《素问·五脏生成》云"人卧则血归于肝"，肝藏血的功能与入睡有密切关系，如《本草纲目》中言"血不静，卧不归肝，故惊悸而不得卧也"。我临床多年，还是比较主张从肝论治不寐。此例罹患不寐半年余，伴脘胁胀痛，腹胀便溏，进而不寐。分析此症，由于感情问题致郁怒伤肝，肝气郁结，肝郁乘脾，脾失健运，以致气血化源不足，不能养心安神而致不寐，故选用四逆散、四君子汤加味。方中柴胡疏肝解郁，配枳壳、佛手、广木香理气，白芍、甘草缓急安神，太子参、炒白术、茯苓益气健脾，炒酸枣仁宁心安神。配合调任通督针刺法，配穴取太冲疏肝泻火，足三里健脾养胃，诸穴合用可安神助眠、调理阴阳。中药、针灸合用，共奏疏肝理脾、养心安神之功，故临床疗效明显。

【案二】

戴某，女，27岁，2018年4月10日初诊。

主诉：眠差、烦躁间作4年，再发3月。

病史：患者4年前因早产致眠差、烦躁、紧张，自我调节后睡眠等诸症可改善，但易反复。3个月前患者开始上班，上症再发，口服盐酸曲唑酮、帕罗西汀治疗，因担心副作用大，服用10天后自行停药，转而寻求中医治疗，现症见：入睡困难，甚则彻夜不眠，焦虑、心烦、惊悸易哭，偶有眩晕，自诉手足怕冷，纳差，进食后时有腹胀恶心，小便调，大便不成形，日行1~2次。LMP：2018年3月29日。舌淡红，苔薄腻，脉弦滑。

中医诊断：不寐，郁证；西医诊断：失眠症，抑郁症。

辨证：胆郁痰扰，心神不宁。

治则：利胆化痰，养心安神。

针灸：予调任通督针刺法，主穴：百会、神庭、气海、关元、中脘、膻中，配穴：神门、内关、太阳、率谷、风池、三阴交、足三里、太冲。各穴平补平泻，每周治疗3次，每次留针30 min。患者由于家住较远，就诊当日予针刺1次，嘱其可在家附近医疗机构按此方案针刺。

方药：温胆汤加减。14剂，每日1剂，分两次服。

法半夏15 g　　姜竹茹10 g　陈皮10 g　枳壳10 g

丹参15 g　　　莲子15 g　　茯神15 g　珍珠母30 g（先煎）

炒酸枣仁15 g　当归10 g　　甘草10 g

2018年4月24日二诊，经治两周，患者睡眠、情绪有所改善，就诊时面露笑容，但胃口仍欠佳，便溏，舌淡红，苔薄白，脉弦细。上方去珍珠母，加炒白术15 g、黄芪30 g，续服14剂，针

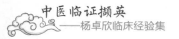
刺继续取以上穴位。

2018年5月8日三诊，患者情绪和睡眠明显改善，偶有头晕头痛，便溏，无黏腻感。LMP：2018年4月30日。舌淡红，苔薄白，脉弱。续服14剂。随访患者，睡眠已正常，情绪平稳。

按：温胆汤来源于南北朝时期姚僧垣的《集验方》，最早记载于唐代孙思邈的《千金方》，现所用温胆汤多遵循宋代陈无择的《三因极一病证方论》卷十："治心胆虚怯，触事易惊，或梦寐不祥，或异象惑，遂致心惊胆慑，气郁生涎，涎与气搏，变生诸证，或短气悸乏，或复自汗，四肢浮肿，饮食无味，心虚烦闷，坐卧不安。"分析本案，由于患者担心小孩身体致肝气郁结，肝失疏泄，肝郁乘脾，脾失健运，气郁生痰，以致痰浊内扰，心神不宁而致不寐。肝胆为邪扰，失其宁谧，则胆怯易惊、心烦不眠、惊悸不安；痰浊内扰，胃失和降，食则欲呕；痰蒙清窍，则可发为眩晕。以上诸症均为该方适应证，方中法半夏燥湿化痰，和胃止呕，姜竹茹清热化痰，除烦止呕，两者配伍，一温一凉，利胆和胃，止呕除烦。陈皮理气行滞，燥湿化痰，枳壳降气导滞。加珍珠母、茯神以重镇定惊安神，丹参可清心除烦，莲子可补脾养心安神，炒酸枣仁可养肝宁心安神，当归可养血安神，全方可燥湿化痰、和胃止呕、宁心安神。复诊时患者症状有所改善，痰浊已除，针对仍有纳差、便溏等脾虚症状，宜加强益气健脾力度，故加黄芪和炒白术。三诊时患者症状明显改善，续服原方巩固疗效。

针刺采用调任通督针刺法，督脉络脑，百会为督脉穴，可调神安神、清利头目；神门为心之原穴，可宁心安神；三阴交为肝、脾、肾经的交会穴，可益气养血安神；气海、关元为任脉穴，配合百会可治疗不寐，配合内关、太阳、率谷、风池、足三里、太冲可疏肝利胆，宁心安神，健脾益气。

【案三】

黄某，女，35岁，2018年7月3日初诊。

主诉：眠差10月余。

病史：10个月前因工作压力大致难以入眠，急躁易怒，胸胁胀闷，曾服中药治疗，疗效欠佳。现症见：入睡困难，多梦，烦躁易怒，口干口苦，纳可，小便黄，大便干结。LMP：2018年6月25日。舌红，苔薄黄，脉弦。

中医诊断：不寐；西医诊断：失眠症。

辨证：肝郁化火，心神受扰。

治则：疏肝解郁，清热安神。

针灸：予调任通督针刺法，主穴：百会、神庭、气海、关元、中脘、膻中，配穴：神门、安眠、三阴交、行间、大陵。行间、大陵予泻法，余穴平补平泻，每周治疗3次，每次留针30 min。

方药：丹栀逍遥散加味。7剂，每日1剂，分两次服。

柴胡10 g	白芍10 g	当归10 g	牡丹皮10 g
栀子10 g	炙甘草10 g	珍珠母30 g	莲子心15 g
炒酸枣仁15 g	枳实15 g		

心理疏导：嘱患者放松心情，适当运动，或者和朋友、家人倾诉，以更好地减轻压力。

2018年7月10日二诊，患者睡眠好转，自觉胸胁宽舒，烦躁易怒、口干苦诸症减轻。守上方、针刺方案继续治疗14天，电话随访病愈。

按：肝主疏泄，喜条达而恶抑郁，保全身气机通而不滞，散而不郁。《读医随笔·卷四》云："凡脏腑十二经之气化，皆必

藉肝胆之气化以鼓舞之，始能调畅而不病。"不寐的发生以阴阳
不交为总纲，营卫失调为体现，五脏虚实为基础，而五脏之中，
肝为调节气机的枢纽，肝失去条达舒畅之性，最易致气机不畅而
发为不寐。肝失疏泄所造成的不寐，轻则气机郁滞、脉络受阻，
重则久郁化火、火盛伤阴、燥扰不宁、神明被扰。《临证指南医
案·卷六》所言"恺郁动肝致病……疏泄失职"正是如此。本案
患者因工作压力大，导致肝气郁结，郁而化火，上扰心神，故见
不寐。肝气郁结，则胸胁胀闷；肝郁化火，则口干口苦、烦躁易
怒；小便黄，大便干结，舌红苔薄黄，脉弦均是肝火内扰之征。
治疗予丹栀逍遥散化裁。方中柴胡、当归、白芍同用，疏肝气而
调肝之用，养阴血而补肝之体，体用并治；牡丹皮、栀子清肝凉
血，以制气郁之火；莲子心、珍珠母宁心安神；炒酸枣仁宁心平
肝；枳实行气导滞；炙甘草调和诸药。针刺选取肝经荥穴行间、
心包经原穴大陵以泻肝火、宁心神，配合调任通督针刺法可安神
助眠、调理阴阳。针药结合，辅以心理疏导，不寐得解。

【案四】

袁某，男，35岁，2017年11月21日初诊。

主诉：眠差10年。

病史：患者入睡困难，卧床约1 h才能入睡，易醒，多梦，盗
汗，疲乏，头晕，心烦，手足心热，口干，对生活缺乏兴趣，性欲
减退，勃起功能障碍，脚麻，腿麻，纳可，大便调，日行1～2次，
小便正常。舌尖红苔少，裂纹，脉细。

中医诊断：不寐；西医诊断：失眠症。

辨证：心肾不交。

治则：交通心肾。

针灸：予调任通督针刺法，主穴：百会、神庭、气海、关元、中脘、膻中，配穴：神门、安眠、三阴交、太溪、内关。太溪、关元予补法，内关予泻法，余穴平补平泻，每周治疗3次，每次留针30 min。

方药：黄连阿胶汤加味。14剂，水煎服，每日1剂，分两次服。

黄连10 g	黄芩10 g	白芍10 g	阿胶10 g
熟地黄15 g	山茱萸15 g	当归10 g	陈皮10 g
鸡子黄10 g	牛膝15 g	知母10 g	盐杜仲15 g
炙甘草10 g	金樱子20 g	炒枳壳10 g	酒黄精20 g

患者两周后复诊，诉睡眠改善，疲乏头晕等症均有改善，舌脉同前，守上方继服14剂，配合针灸。随访诸症消失。

按：正如《素问·六微旨大论篇》所言，"升已而降，降者为天；降已而升，升者为地。天气下降，气流于地；地气上升，气腾于天"，即所谓天地万物均靠阴阳、水火的升降而产生，所以心火应当下温于肾，使肾水不寒，肾水应当上济于心，使心火不亢。四诊合参，本病属祖国医学"不寐"范畴，辨证为心肾不交。心属火，肾属水，肾水亏虚不能上济于心，心火独亢于上则心烦、口干，不得卧，梦多、手足心热、舌红少苔、脉细均是阴虚火旺之相。治疗上，应泻心火、滋肾阴、交通心肾。黄连阿胶汤出自《伤寒论》："少阴病，得之二三日以上，心中烦，不得卧，黄连阿胶汤主之。"方中黄连、黄芩泻心火，使心气下交于肾，正所谓"阳有余，以苦除之"；配伍白芍、阿胶、鸡子黄滋肾阴，使肾水上济于心，正所谓"阴不足，以甘补之"。诸药合用，心肾交合，水升火降，共奏滋阴泻火、交通心肾之功，则心烦自除，夜寐自安。成无己认为："阳亢用苦味药清热，阴虚以甘味药滋阴，黄芩、黄连苦味入心，清心泻火；鸡子黄、阿胶味

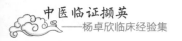

甘补血养阴；酸，主收，主泄，芍药味酸，敛阴泄热。"针刺选取调任通督针刺法，配合补太溪，泻内关，也是泻南补北方法的应用。针药结合，不寐得安。

第三节　脾胃病医案

【案一】胃痞

潘某，女，29岁，2019年1月22日初诊。

主诉：反复左上腹胀满5年。

病史：患者诉平素饮食不规律，5年前开始出现左上腹胀满，喜温喜按，无腹痛，无嗳气，无泛酸，纳少，食后腹胀明显，西药治疗效果欠佳。现症见：面色萎黄，疲乏，左上腹胀满，喜温喜按，无腹痛，无泛酸嗳气，纳少，食后腹胀明显，四肢凉，眠浅易醒，大小便正常。既往月经量少，LMP：2019年1月2日。舌淡红，苔薄白，边齿印，脉细弱。

辅助检查：胃镜检查示"浅表性胃炎"。

中医诊断：胃痞；西医诊断：慢性胃炎。

辨证：脾气虚弱。

治则：益气健脾。

方药：香砂六君子汤加减。14剂，每日1剂，分两次服。

党参20 g　　炒白术15 g　　茯苓15 g　　陈皮15 g

广木香5 g　　枳壳10 g　　炒麦芽15 g　　白芍15 g

当归10 g　　甘草10 g　　砂仁10 g（后下）

此外，嘱患者调整饮食，进食清淡易消化食物，少食多餐，避免进食生冷辛辣食物。

2019年2月12日二诊，患者诉腹胀明显减轻，胃纳改善，面色少华，疲乏及肢凉好转，眠一般。舌淡红，苔薄白，边齿印，脉细。中药治疗守原方继服7剂。

2019年2月19日三诊，患者诉尚偶有轻微胃脘胀满感，偶有疲乏，面色少华，纳食及睡眠尚可，改为口服中成药归脾丸。2周后随访，上症基本未发作。

按：胃痞病的发生多由饮食不节或者起居不慎所致，《素问·太阴阳明论》云："饮食不节，起居不时者，阴受之。阴受之则入五脏，入五脏则膜满闭塞。"本案患者平素饮食失节，导致脾胃受损，脾气虚弱，故见左上腹胀满喜按，胃纳失常，则纳少，食后积滞。脾胃为气血化生之本，气血化生乏源，机体失荣，则面色萎黄，疲乏，月经量少。阳气不达四末，则肢凉。胃不和则卧不安，故夜寐不安。舌脉象均为脾气虚弱之征。本案因饮食失节而起病，故首要任务是嘱其规律进食，病程已长达5年，脾胃虚弱，故进食以易消化食物为宜，注重饮食调养在此类患者中尤其应该重视，强调三分治疗七分养。中药汤剂以香砂六君子汤化裁健脾理气，配以枳壳、炒麦芽加强理气消胀之功。患者月经量少，女子以血为本，故加入药对白芍、当归以柔肝养血补血。三诊后患者症状基本消失，改服中成药归脾丸，该药药性缓和，可用于后期调养以巩固疗效。

【案二】胃脘痛

方某，男，37岁，2018年4月3日初诊。

主诉：反复胃脘部胀痛3年。

病史：患者3年前开始出现饥饿时胃脘部胀痛，情绪急躁时症状加重，曾行胃镜检查提示"反流性食管炎""慢性胃炎"，口服抑酸护胃药物治疗后症状稍好转。现症见：胃脘部胀痛，无泛酸嗳气，心烦易怒，两胁胀痛，眠安，胃纳一般，便溏，日行1次，小便正常。舌淡，边有齿印，苔薄白，脉弦细。

中医诊断：胃脘痛；西医诊断：慢性胃炎。

辨证：肝胃不和，气机阻滞。

治则：疏肝和胃，理气止痛。

针灸：取胆俞、肝俞、阳陵泉、阴陵泉、中脘、内关、足三里、太冲等穴。其中太冲予泻法，其余穴位平补平泻，每周治疗3次，每次留针30 min，胆俞、肝俞不留针。

方药：柴胡疏肝散化裁。7剂，每日1剂，分两次服。

柴胡15 g	川芎15 g	陈皮10 g	茯苓15 g
香附15 g	白芍15 g	炒白术15 g	炒麦芽15 g
广木香5 g	枳壳10 g	川楝子15 g	甘草10 g

此外，嘱患者保持良好的情绪，可通过与家人朋友倾诉，或适当练习吐纳、八段锦，或以跑步等方式放松心情。

2018年4月10日二诊，经上法治疗7天，患者诉胃脘部胀痛较前好转，情绪好转，便溏，日行3～5次，无明显腹痛。纳眠可，小便正常。舌淡红，边有齿印，苔薄白，脉稍弦。中药予原方去川楝子，加黄芪20 g，继服14剂、针刺2周以巩固疗效，3个月后随访上述症状无发作。

按：《素问·六元正纪大论》言"木郁之发，民病胃脘当心而痛"，郁怒则肝失疏泄，横逆犯胃，胃失和降，故发为胃脘痛。本案反复胃脘胀痛，遇情绪急躁时症状加重，辨证为肝胃不和、气机阻滞，治以疏肝和胃、理气止痛，拟方柴胡疏肝散化裁，酌情加川楝子加强疏肝行气止痛之功，方中炒白术与白芍为药对配伍，共奏疏肝健脾之效，配炒麦芽、广木香增强行气和胃作用。患者便溏，舌淡，边齿印，脉弦细，兼见脾虚之象。服药1周后患者胃脘痛及情绪症状好转，溏便次数增加，去川楝子，加入黄芪健脾益气。针刺取胆俞、肝俞、阳陵泉、太冲以疏理肝气。内关是八脉交会穴之一，通于阴维脉，配合中脘可加强胃心胸相关病证之疗效；足三里是胃腑合穴，与阴陵泉相配能宽胸理气，和胃止痛。值得注意的是，本案发病与情绪关系密切，社会的快速发展给人们带来了巨大的工作和生活压力，此类患者并不少见，在治疗过程中应该十分重视情绪放松所起的治疗作用。除在临床上给予患者心理疏导以外，尚可建议患者通过倾诉或者运动等方式来缓解郁怒情绪，再结合针刺和药物作用，则可收到事半功倍的效果。

【案三】呃逆

曾某，男，38岁，2016年10月11日初诊。

主诉：反复呃逆2年。

病史：患者近2年来每因进食生冷后出现呃逆，喜温喜按，脘腹胀满，曾在外院查胃镜示"慢性胃炎"，予口服西药治疗效果欠佳。现症见：呃逆，呃声低缓，喜温喜按，四肢不温，脘腹胀满，乏力，面色少华，纳少，眠一般，便溏，小便调。舌体胖大，舌质淡，苔薄白，脉细弱。

中医诊断：呃逆；西医诊断：慢性胃炎。

辨证：脾胃虚寒。

治则：温中健脾止呃。

针灸：采用督脉铺姜灸。每周治疗1次。

方药：理中丸化裁。7剂，每日1剂，分两次服。

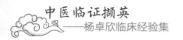

党参30 g　炒白术20 g　干姜10 g　山药15 g

黄芪15 g　吴茱萸15 g　丁香15 g　广木香5 g

甘草10 g

此外，嘱咐患者避免进食生冷，可适当食用羊肉、鸡肉等温性食物。

2016年10月18日二诊，患者诉呃逆、腹胀症状好转，肢凉稍减轻，纳食稍增，大便成形，继续上方14剂及督脉灸4次，治疗后患者诸症消失，2个月后随访症状亦未发作。

按：呃逆往往可因过食生冷、寒凉之物，损伤中焦阳气，胃气不得降反上逆而发病。《灵枢·口问》曰："寒气与新谷气，俱还入于胃，新故相乱，真邪相攻，气并相逆，复出于胃，故为哕。"患者每因进食生冷即发病，喜温喜按、四肢不温、便溏、舌胖淡均为脾胃虚寒之征，故治疗以温中健脾止呃为法。方中党参、炒白术、黄芪、甘草温中益气，干姜温中散寒，吴茱萸、丁香温胃止呃，山药健脾益气，广木香健脾行气。配合我团队的特色疗法督脉灸，可温阳升阳，此外，生姜具有温胃散寒之效，可加强温阳作用。我尤其重视督脉在诸经脉中的温补与升举阳气的作用，结合灸法的温通和生姜的散寒作用，可谓一举多得，此法单用于虚寒性慢性脾胃病证亦有较好的效果，与药物相结合则可大大加强疗效。

【案四】腹痛

汤某，男，62岁，2017年11月7日初诊。

主诉：反复左下腹胀痛3年。

病史：患者诉3年前无明显诱因下出现左下腹部胀痛，呈阵发性，情绪急躁时症状尤甚，查电子肠镜、腹部、泌尿系彩超未见异常。现症见：左下腹胀痛，喜按，偶有腰酸，疲乏，情绪急躁易怒，胁肋胀满，纳可，眠欠安，大便正常，偶有尿不尽。既往有慢性前列腺炎病史。舌淡红，苔薄白，脉弦细。

中医诊断：腹痛；西医诊断：功能性腹痛综合征。

辩证：肝郁脾虚，气机阻滞。

治则：疏肝健脾，理气止痛。

针灸：取中脘、气海、天枢、合谷、太冲、足三里、三阴交等穴。合谷、太冲用泻法，中脘、气海、天枢、足三里、三阴交平补平泻，腹部中脘、气海、天枢加温和灸，每周治疗3次，每次针灸30 min。

方药：四逆散加味。14剂，每日1剂，分两次服。

柴胡10 g　　白芍15 g　　延胡索15 g　　乌药10 g

牡丹皮10 g　川楝子10 g　炒枳壳10 g　　陈皮10 g

甘草10 g

2017年11月21日二诊，患者左下腹胀痛明显好转，无腰酸，疲乏减轻，情绪改善，胸胁胀满消失，纳可，眠安，大便正常，偶有尿不尽。舌淡红，苔薄白，脉稍弦。上方中药加白术15 g、当归10 g，继续服用14剂，针灸守原方继续治疗2周，诸症全部消失，2个月后随访上症未发。

按：腹痛的发生可因脏腑虚与寒气交争而致。《诸病源候论》云：“由脏腑虚，寒冷之气客于肠胃膜原之间，结聚不散，正气与邪气交争，相击故痛。”本案为老年患者，脾胃渐虚，见疲乏，既往慢性前列腺炎病史，此类患者常伴郁闷焦急情绪，腹痛每因情绪急躁时加重，伴胸胁胀满，此乃肝郁不疏之征，辨证为肝郁脾虚、气机阻滞。《伤寒论》曰：“少阴病，四逆，其人或咳，或悸，或小便不利，或腹中痛，或泄利下重者，四逆散主之。”临床上四逆散主治的病证范围较为广泛，本案首诊活用加味四逆散以疏肝气，兼健脾止痛，方中加入乌药、川楝子、延胡索加强行气止痛作用，陈皮健脾理气，牡丹皮活血止痛。服用14剂后腹痛、情绪好转，胸胁胀满消失，实邪已减大半，此时调整方药加入白术加大健脾力度。患者为老年患者，病程缠绵，久病兼瘀，加入当归既可活血，又可补血养血，血行则气更畅，腹痛自去，此药妙也。针灸取穴中脘、足三里、三阴交健运脾胃，气海补气理气，天枢为大肠募穴，可行气止痛，合谷、太冲开四关，以增强止痛作用。患者脾虚为本，予腹部穴位加用艾灸，可起温补脾阳之效。

【案五】便秘

李某，女，31岁，2017年7月18日初诊。

主诉：反复大便干结1年，加重1周。

病史：患者在银行工作，1年前因工作压力较大，出现大便干结，便而不爽，3～4日行1次，曾查肠镜未见明显异常，常自服泻药通便。1周前因与同事发生摩擦上症加重。现症见：大便5日未解，欲便不得出，腹中坚硬胀痛，肠鸣矢气频，急躁心烦易怒，疲乏，纳少，眠浅，小便正常。舌淡红，苔薄白，脉弦。

中医诊断：便秘；西医诊断：功能性便秘。

辨证：肝气郁结，气机阻滞。

治则：疏肝解郁，行气导滞。

针灸：取中脘、天枢、上巨虚、足三里、合谷、太冲等穴，其中中脘、足三里平补平泻，其余穴位用泻法。每周治疗3次，每次留针30 min。

方药：四逆散加味。7剂，每日1剂，分两次服。

柴胡15 g　白芍15 g　　枳实15 g　厚朴15 g

木香10 g　素馨花15 g　陈皮10 g　甘草5 g

2017年7月25日二诊，患者诉首诊针刺1次及口服中药后即排出大量秽臭大便，便后腹中坚硬胀痛大减，神清气爽。治疗1周后大便隔日1次，质偏干，情绪明显好转。在原方中加入当归、牡丹皮各10 g，继服14剂，针刺守原方治疗2周后诸症消失。

按：《医学启源·六气方治》云："凡治脏腑之秘，不可一例治疗，有虚秘，有实秘。有胃实而秘者，能饮食，小便赤。有胃虚而秘者，不能饮食，小便清利。"本案患者工作压力导致大便干结，腹中坚满，情绪急躁，此为实秘。治以疏肝解郁、行气导滞，方选四逆散加味，方中柴胡、白芍疏肝，枳实、厚朴行气导滞，患者兼见疲乏、纳少，木香、陈皮健脾理气。本案以肝郁为主，兼见脾虚，方中素馨花既可疏肝又可健脾，可同时调治肝脾两脏。在工作压力巨大、加班熬夜频繁的忙碌城市，许多患者可见肝脾失调，本人在临床上常常选用素馨花调治肝郁脾虚或者肝胃不和之诸多病证。首诊后患者大便干结去除大半，但便质偏干，方药中可加入当归、牡丹皮活血以润肠通便。中脘为腑会，天枢擅治便秘，上巨虚为大肠之下合穴，足三里为胃之下合穴，配合起来针灸可通腑导滞，合谷、太冲开四关可疏肝。针药结合使用功效大增，针药到病自除。

【案六】泄泻

韩某，男，47岁，2017年9月5日初诊。

主诉：腹泻3天。

病史：患者3天前涉雨受寒后出现腹泻，伴腹部隐痛、鼻塞流涕、发热，口服药物治疗后鼻塞流涕、发热症状消失。现症见：腹泻，呈水样，色黄，无黏液脓血，日行2次，伴腹痛绵

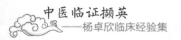

绵，喜温喜按，脘腹满闷，恶心欲呕，全身乏力，口淡，纳少，眠一般，小便正常。既往有慢性胃炎病史。舌淡红，苔白滑，脉濡。

辅助检查：大便常规未见异常，轮状病毒（−）。

中医诊断：泄泻；西医诊断：急性胃肠炎。

辨证：外感风寒，内伤湿滞。

治则：解表化湿，理气和中。

针灸：腹部神阙、中脘、天枢、气海施以温和灸，每日1次，每次30 min。

方药：藿香正气散加减。3剂，每日1剂，分两次服。

苏叶15 g　藿香15 g　　白扁豆10 g　姜半夏10 g

厚朴5 g　　白蔻仁10 g　干姜5 g　　木香5 g

茯苓10 g　白芷10 g　　桔梗5 g　　炒白术10 g

患者服用中药3剂配合温和灸3次后症状全部消失。

按：《素问·举痛论》云"寒气客于小肠，小肠不得成聚，故后泄腹痛矣"，《杂病源流犀烛·泄泻源流》云"是泄虽有风、寒、热、虚之不同，要未有不愿于湿者也"。泄泻的发生常可因风寒热邪气或体虚而致，且多与湿密切相关。本例患者感寒湿之邪，邪气阻遏中焦阳气，凝滞气机，则中焦运化失司，脾胃升清降浊失调，清浊不分而生泄泻，腹痛绵绵、喜温喜按，脘腹满闷。脾不升清，则见恶心欲呕、口淡、纳少，肢体失养则见全身乏力。舌苔白滑、脉濡为湿邪内阻之象。治以解表化湿、理气和中，选方藿香正气散化裁，方中苏叶、白芷辛微温以化湿邪，藿香、白蔻仁芳香以畅气机，茯苓、白扁豆健脾渗湿止泻，湿邪有出路，则脘腹满闷渐解，腹痛消除，干姜温中散寒。配合腹部温和灸增强散寒之力，中药与艾灸相结合则疗效明显增强。

第四节　针灸科查房医案

【案一】中风

赖某，男，47岁，2017年10月8日入院。

主诉：右侧肢体活动不利伴二便障碍1年余。

病史：患者2017年6月26日下午突发不能言语，右侧肢体活动不能，当时无意识障碍，无肢体抽搐及二便失禁。被家人送至医院住院治疗，查颅脑MRA示"左侧基底节、顶枕叶、岛叶多发急性梗死，右额叶陈旧性出血，脑动脉硬化，右侧大脑中M1段闭塞并烟雾血管形成"。诊为"急性脑梗死""烟雾病"。经治疗好转出院，后间断康复治疗。既往有高血压病、2型糖尿病病史。查房时症见：神清，言语欠清晰，行走欠稳，胃纳一般，小便频急，量少，偶有大便失禁。舌暗红，苔少，脉细无力。

查体：右侧鼻唇沟变浅，伸舌居中，咽反射减弱，右侧肢体肌力4级，右侧肌张力增高，右巴氏征（+）。

辅助检查：B超示"膀胱残余尿量54 mL"。

中医诊断：中风；西医诊断：脑梗死后遗症期，烟雾病，高血压病，2型糖尿病。

辨证：脾肾亏虚，痰瘀阻络。

治则：健脾益肾，祛瘀化痰。

针灸：予调任通督法以通阳行气，调补五脏，主穴：关元、气海、廉泉、百会、腰阳关，配穴：四神聪、风池、内关、足三里、三阴交、太溪、申脉、照海，次髎、中髎、头针运动区和语

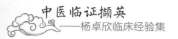

言区。每日1次，配合督脉灸、任脉灸交替使用，每周各1次。

方药：异功散合肾气丸加减。7剂，每日1剂，分两次服。

党参15 g	熟地黄20 g	炒白术10 g	制首乌10 g
茯苓15 g	当归10 g	陈皮10 g	川芎10 g
黄精15 g	山茱萸15 g	淫羊藿15 g	地龙15 g
牡丹皮10 g	炙甘草10 g	附片5 g（先煎）	

1周后患者大小便基本能控制，B超示"膀胱残余尿量10 mL"。

按：患者因右侧大脑中动脉闭塞，周围小血管开放，形成烟雾病，加之脑内多发梗死灶，导致多处神经功能区受损，二便障碍考虑为神经源性。《素问·金匮真言论》云："北方黑色，入通于肾，开窍于二阴，藏精于肾。"中医认为肾主二便，二便障碍主要责之于肾气失司，另外也与脾肺功能失调、膀胱开合不利相关。患者为多年糖尿病患者，素体脾虚，中焦运化失职。患肢乏力，步态不稳，纳食一般，为脾气不足表现，加之中年体衰，肾之精气俱损，髓海失养，开合失司，故小便频急，大便失禁，运动功能障碍；舌暗苔薄白，脉细无力，为脾肾亏虚之征。本例患者病机以脾肾亏虚、气化功能失常为本，经络不通、痰瘀阻络为标。治以调任通督针法，充分发挥任督二脉经穴腰阳关、气海、关元等的主治特点，配合八髎、头针等疏通经络，激发阳气，通髓达脑，调补脏腑，益气扶正。中药汤剂予健脾及温肾之剂，佐以少许活血祛瘀之地龙、当归等，标本兼治，取得良好效果。

【案二】中风

林某，男，55岁，2018年9月10日入院。

主诉：左侧半身不遂伴眠差1年余。

病史：患者于2017年8月6日在家中突然跌倒，被家人扶起后发现左侧半身不遂，1 h后出现神昏，不省人事，即被送至急诊，查颅脑CT检查未见脑出血，考虑"急性脑梗死"，予溶栓治疗。术后患者神志转清，在神经内科住院治疗后，左侧肢体肌力改善，病情好转出院。既往有高血压病、多发粥样硬化斑块形成、高尿酸血症病史。查房时症见：神清，言语尚清晰，形瘦，左侧肢体乏力，左肩疼痛，精细动作欠稳准，头晕，腰膝酸软，早醒，醒后难入睡。小便频。舌淡暗，苔白腻，脉弦滑。

查体：计算力、理解力、记忆力、定向力基本正常。左侧鼻唇沟变浅，左侧肢体肌力4级，左侧肌张力增高，左巴氏征（＋）。

中医诊断：中风；西医诊断：脑梗死后遗症期，高血压病，多发粥样硬化斑块形成，高尿酸血症。

辨证：肝肾阴虚，痰瘀阻络。

治则：调补肝肾，化痰通络。

针灸：以调任通督针法为主，主穴：百会、神庭、关元、气海、中脘，配穴：四神聪、风池、印堂、安眠、内关、丰隆、神门、三阴交、照海、头针运动区。百会、神庭、安眠用电针，气海、中脘予补法。每日1次，每次留针30 min。耳穴取神门、交感、脾、肾、肝，以王不留行敷贴，嘱患者每日按压3次，每次不少于5 min。

方药：六味地黄丸加减，7剂，每日1剂，分两次服。

熟地黄15 g	牛膝15 g	山茱萸15 g	黄精15 g
山药20 g	牡丹皮10 g	珍珠母30 g	知母15 g
茯神15 g	陈皮10 g	枳壳10 g	炙甘草10 g
醋鳖甲30 g（先煎）			

服药后，患者诉睡眠时间延长，早醒症状改善。

按：卒中后失眠为中风患者常见并发症之一，多由于脑络受损、气血阴阳逆乱导致阴阳失调，《类证治裁·不寐》云："阳气自动而之静，则寐；阴气自静而之动，则寤；不寐者，病在阳不交阴也。"此外突然致残打击，面临来自家庭、工作各方面压力，极易导致情志抑郁、心理失调、夜不安寝的状况发生。因此治以平衡阴阳、引阳入阴，改善睡眠与情绪。同时重视心理疏导，鼓励患者积极康复，保持乐观。本病以肝肾亏虚为本，痰瘀阻络为标。形瘦，患侧肢体乏力疼痛，头晕，腰膝酸软，小便频，为病程日久，气血耗伤，肝肾亏虚，阴阳俱损的表现。阴阳失调，则可见睡眠障碍、早醒、醒后难入睡。舌淡暗、苔白腻、脉弦滑为痰瘀阻滞之象。治疗当以补肝肾、化痰通络为法，但同时患者大便溏，为避免过于滋腻生湿，本方在补肝肾的同时，佐以陈皮、茯神等行气化湿，珍珠母、醋鳖甲潜阳安神，知母、牡丹皮滋阴清热，枳壳、陈皮疏理肝气，共奏滋补肝肾、化痰通络、宁心安神之功。针刺取任督二脉经穴交通阴阳，平衡气血，配合四神聪、安眠、照海、神门、内关等镇静、养阴安神有效穴，以及三阴交调理肝脾肾、补虚泻实，有效改善了患者的失眠症状。

【案三】中风

叶某，男，55岁，2018年12月1日入院。

主诉：右侧肢体乏力1年余。

病史：患者2017年患脑梗死，遗留右侧肢体乏力。既往有高血压病、间质性肺炎病史。查房时症见：懒言少语，偶有头晕，纳食可，夜寐欠安，易醒，夜间咳嗽咯痰，近3天痰中见血，尿频，大便通畅。舌淡暗，苔黄腻，脉细弱。

查体：形体偏胖，腹大，神清，精神疲惫，咽红。肺部呼吸音粗，未闻及病理性啰音。右侧鼻唇沟变浅，右侧肢体肌力4级，右侧肌张力增高，右巴氏征（＋）。

辅助检查：①血常规：中性粒细胞偏高。②血生化：肝功、肾功、凝血功能均正常。③肺部CT：肺部感染。④鼻咽镜检查排除鼻咽部活动性出血灶。

中医诊断：中风后遗症，血证－咳血；西医诊断：脑梗死后遗症期，肺部感染，高血压病。

辨证：脾虚痰阻。

治则：健脾益气，祛湿化痰。

针灸：以调任通督、疏通经络为法，主穴：百会、廉泉、膻中、中脘、气海，配穴：曲池、颈夹脊、孔最、丰隆、阴陵泉、血海、三阴交、头针运动区。每日1次，每次留针30 min。

方药：陈夏六君子汤加味。7剂，每日1剂，分两次服。

法半夏15 g	川贝母10 g	陈皮10 g	苦杏仁10 g
党参15 g	广藿香10 g	炒白术10 g	白扁豆15 g
茯苓15 g	甘草10 g		

西医：继续口服自备降压药等中风二级预防药物。暂停阿司匹林口服。予抗生素口服。

服药后，患者病情平稳，咳嗽咯痰减轻，无再咳血。

按：《素问·至真要大论》说："诸湿肿满，皆属于脾。"患者形肥腹大，少气懒言，脾虚之体。中风后，脑髓受损，脾气虚弱，心神失养出现寐差，头晕；脾虚日久夹湿生痰，母病及子，故见夜间咳嗽咯痰，甚则痰中见血；尿频为中气不足、固摄失职的表现。根据实验室及影像学检查结果，咳血考虑为肺部感染导致肺络受损咳血，舌淡苔黄腻，脉细弱，为脾气亏虚夹湿证。治宜健脾益气、祛湿化痰。中药予陈夏六君子汤加味，方中党参、炒白术健脾益气，陈皮、茯苓健脾化湿，法半夏、川贝母化痰通络，苦杏仁润肺，广藿香、白扁豆利湿清浊。针灸采用调任通督法，针对中风后的脏腑亏损、经络不通，取百会、中脘、气海等益气升阳，调补脏腑，配合曲池、丰隆、阴陵泉清热祛湿化痰。《十六郄穴歌》曰："郄有孔隙意，本是气血聚。"肺经郄穴孔最为治咳血效穴。取颈夹脊、头针等意在加强疏通经络，促肢体功能康复。

【案四】痿病

钟某，女，66岁，2018年11月9日入院。

主诉：左侧肢体进行性僵硬乏力1年。

病史：患者1年前出现左侧肢体僵硬、乏力，1年来症状进行性加重，经相关检查后诊断为大脑皮层基底节变性。既往有高血压病、睡眠障碍、左股骨骨折术后、子宫切除术后、左侧面瘫病史。查房时症见：左上肢抓握不稳，左下肢僵硬，行走困难，紧张时症状加重。多梦易醒，偶有头晕，无恶心呕吐，无肢体麻木，无吞咽困难，纳可，小便正常，大便无力。舌质紫暗，苔薄白，脉沉细。

查体：神清，语言清晰，计算力、记忆力减退，左上肢肌力3级，左下肢肌力4级，左侧腱反射活跃，左侧肌张力增高，左霍夫曼征、巴氏征（＋），双侧掌颌反射（＋）。

中医诊断：痿病；西医诊断：大脑皮层基底节变性。

辨证：肝肾亏虚，气虚血瘀。

治则：滋补肝肾，益气化瘀。

针灸：予调任通督法，主穴：百会、风府、腰阳关、关元、气海，配穴：风池、内关、足三里、阳陵泉、三阴交、太溪、悬钟、头针运动区。每日1次。配合督脉灸每周1次。

方药：六味地黄汤加减。7剂，每日1剂，分两次服。

熟地黄20 g　　山茱萸15 g　　黄精15 g　　山药20 g

肉苁蓉15 g　　巴戟天15 g　　黄芪30 g　　天麻15 g

白芍15 g　　　炒白术15 g　　当归10 g　　甘草10 g

牡丹皮10 g　　炒枳壳10 g

服药1周后，患者乏力、睡眠改善。

按：大脑皮层基底节变性属于帕金森叠加综合征的一种类型，目前病因不明。患者目前主要表现为肌强直等椎体束征。中医病因病机责之肝肾不足，肝主筋肾主骨司运动。患者肢僵，运动障碍，头晕，为年老体衰加之久病，气血、阴精亏耗，肝肾俱损所致，气血不足则大便无力，血不养神则多梦易醒。舌紫暗、苔薄白、脉沉细为肝肾亏虚、气虚血瘀之征。中药以滋补肝肾、活血柔筋为法。六味地黄丸出自《小儿药证直决》，为钱氏将仲景金匮肾气丸去桂附而成，原为治小儿五迟证方。本案在原方基础上，加黄芪、炒白术、黄精益气，补后天养先天，佐以天麻祛风，白芍柔肝软筋，当归活血补血，炒枳壳行气达到补益肝肾、调理气血的作用。针刺仍然运用调任通督针法疏通经络，调节五脏阴阳，配合头针运动区改善平衡，促进运动协调恢复。

【案五】痿病

韩某，男，31岁，2018年9月12日入院。

主诉：双下肢麻木乏力1月。

病史：患者1个月前出现发热、头痛，烧退后出现头晕，步态不稳、双下肢乏力，麻木，小便困难。腰穿：Cl 109 mmol/L；蛋白 1628 mg/L。MRI示"第2颈髓异常信号"。诊断：炎性脱髓鞘、多发性硬化可能性大。予激素冲击疗法后症状改善，现维持甲泼尼松龙片等治疗。查房时症见：下肢麻，腰酸，怕冷，行走欠稳，纳眠可，大便烂。舌淡，边尖红，有齿痕，苔薄白，脉沉细。

中医诊断：痿病；西医诊断：炎性脱髓鞘病、多发性硬化可能性大。

辨证：脾肾亏虚。

治则：健脾益肾。

针灸：予调任通督针法，主穴：百会、大椎、关元、中极、腰阳关，配穴：风池、颈夹脊、曲池、合谷、足三里、阴陵泉、三阴交、悬钟、太溪、八髎。中极、关元加温针灸。每日1次，每次留针30 min。

方药：异功散加味。14剂，每日1剂，分两次服。

熟地黄20 g	黄精20 g	党参15 g	炒白术10 g
茯苓15 g	黄芪20 g	当归10 g	炒麦芽15 g
陈皮10 g	制首乌15 g	巴戟天15 g	甘草10 g

服药14剂后，患者诉下肢乏力改善，麻木减轻，小便排出较前轻松。

按：炎性脱髓鞘病的发病多与免疫功能下降相关，中医辨证主要责之脾肾二脏，该患者肢麻，腰酸，怕冷，步态不稳，肌肉僵硬，便溏，舌淡，苔白，脉沉细，证属脾肾亏虚，中药治疗予健脾之异功散加黄芪、当归补气血，熟地黄、黄精滋肾填精。针刺予调任通督，利腰强脊，疏通经络。《杂病穴法歌》曰："小便不通阴陵泉。"阴陵泉为脾经合穴，是化湿要穴，故本案针灸处方配穴选八髎、曲池、阴陵泉等以祛湿通经，达祛邪扶正之效果。

【案六】眩晕

张某，男，40岁，2018年4月10日入院。

主诉：头晕8月余。

病史：患者诉无明显诱因下头晕、胸闷反复8个多月，一般在午后发作或加重，头晕呈昏沉感，无耳鸣，无天旋地转感，偶有恶心，查血压、颅脑MRI、TCD、颈动脉及椎动脉彩超检查均未发现异常。查房时症见：头晕，昏沉感，饮食一般，睡眠可，二便正常。形体略胖，面色少华。舌淡红稍暗，脉弦细，苔薄白。

中医诊断：眩晕；西医诊断：眩晕查因。

辨证：脾虚痰阻。

治则：健脾益气，化痰通络。

针灸：予调任通督针灸法，主穴：百会、神庭、关元、气海、中脘，配穴：角孙、风池、印堂、内关、三阴交、阴陵泉、悬钟、合谷、太冲。气海、中脘加温针灸。每日1次，每次留针30 min。

方药：温胆汤加味，7剂，每日1剂，分两次服。

法半夏15 g　姜竹茹10 g　茯苓10 g　　陈皮10 g

当归10 g　　石菖蒲15 g　枳壳10 g　　炒白术15 g

甘草5 g　　紫苏梗10 g　瓜蒌皮15 g　党参15 g

服药后，患者诉头晕症状改善。

按：张景岳认为"无虚不作眩"。脾居中土，升清降浊，眩晕无不涉及于脾。该患者正处壮年，形体偏胖，头晕在午后发作，兼见胸闷、恶心，考虑为脾阳不足、痰湿阻络导致。脾主升清、运化，脾失健运则清阳不升，兼痰湿内生，阻滞脑络则头

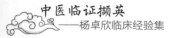

昏，阻滞中上二焦则胸闷、恶心。针刺以调任通督针刺法为主，配合合谷、太冲开四关，角孙、阳陵泉利少阳之枢，风池、印堂祛风通络、清利头目。中药汤剂予温胆汤加减以健脾化痰、通窍止晕。

附　　录

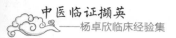

附录1 杨卓欣教授主持课题项目

序号	课题名称	课题级别	课题编号
1	针灸治疗轻中度产后抑郁障碍的效果比较研究	国家重点研发计划项目	2017YFC1703604
2	中风中医临床疗效评价标准研究	深圳市科技计划项目	JCYJ20170412174025934
3	眼底图像预测不同证型脑出血再中风险的研究	广东省中医药管理局项目	20173013
4	基于卵巢自分泌/旁分泌调控系统探讨针刺任督脉经穴促卵泡发育机制研究	深圳市科技计划项目	JCYJ20150401163247239
5	调任通督针刺法治疗多囊卵巢综合征不孕症的临床研究	广东省中医药局建设中医药强省科研项目	20141252
6	深圳市针灸现代应用研究重点实验室	深圳市科技创新委员会	CXB201111250113A
7	中医针灸专科文化体系构建示范研究	广东省中医药局中医药重大课题	医药重大课题粤中医财〔2010〕32号
8	调任通督针刺法治疗失眠症的临床疗效研究	广东省中医药局	2010038
9	针刺任督脉对脑缺血大鼠人脐血MSCs移植后转分化为神经元的影响	国家自然科学基金	81072877
10	中医药防治艾滋病、病毒性肝炎等疾病临床科研一体化技术平台体系构建及应用研究（分中心）	国家"十一五"科技重大专项	2009ZX1005-019
11	针刺督脉对脑缺血大鼠神经元凋亡的死亡受体通路的影响	广东省自然科学基金	8151803301000002

续表

序号	课题名称	课题级别	课题编号
12	电针对脾虚型幼年大鼠脑发育状态影响研究	广东省社会发展领域科技计划项目	73127
13	脑卒中社区二级预防和康复的中医药综合方案研究（协作单位）	国家中医药管理局（行业科研专项项目）	200707020
14	艾灸对脑缺血后脑神经损伤修复的作用及相关机理研究	国家中医药管理局（中医药科学技术研究专项）	06-07JB04
15	针刺任脉对脑缺血大鼠神经干细胞增殖与分化的影响	广东省自然科学基金	5009688
16	电针对脑缺血后突触可塑性促进作用的研究	深圳市科技计划项目（卫生医疗类）	200304140
17	防感汤防治非典等呼吸道病毒的实验研究	广东省中医药管理局	203009
18	针刺任脉对缺血大鼠神经干细胞增殖与分化的影响	国家自然科学基金	30371808
19	耳穴、中药及内镜治疗胆囊结石的研究	深圳市卫生科技计划项目	200204229
20	针刺治疗中风最佳腧穴组合的功能影响学研究	深圳市卫生科技计划项目	200004090
21	中医药社区卫生服务实践教学方案的研究	国家中医药管理局	1292B16051
22	中医药专业全科实践教学研究	广东省高等教学学会	高学会〔2001〕24号18-107-13

附录2 杨卓欣教授发表文章

序号	篇名	刊名	作者	发表时间
1	耳穴压籽治疗痛经98例疗效观察	新中医	杨卓欣	1997-06-15
2	"烧山火"法治疗腰椎间盘突出症106例	中国针灸	杨卓欣	1997-07-12
3	郁乐治疗抑郁障碍的临床疗效观察	实用中医内科杂志	杨卓欣 虢周科	2001-03-25
4	电脉冲与激光穴位刺激配合药物治疗上尿路结石	广州中医药大学学报	杨卓欣 杨栋	2001-12-30
5	针刺治疗抑郁症的临床疗效观察	针灸临床杂志	杨卓欣 虢周科	2003-08-20
6	从中医学角度探讨非典的防治	深圳中西医结合杂志	杨卓欣	2003-08-28
7	缺血性脑损伤神经干细胞与突触可塑性研究进展	安徽中医学院学报	杨卓欣 张家维	2004-08-25
8	Effect of Electroacupuncture on Synaptic Plasticity of Hippocampal Neurons in Cerebral Ischemia Rats	World Journal of Acupuncture-Moxibustion	杨卓欣 于海波 王玲	2004-09-30
9	针刺治疗糖尿病脑梗塞临床思路	针灸临床杂志	杨卓欣	2004-12-20
10	电针对缺血性脑损伤大鼠海马齿状回突触传递活动的影响	广州中医药大学学报	杨卓欣 于海波 王玲	2005-04-30
11	任脉电针对脑缺血大鼠侧脑室下区神经干细胞增殖与分化的影响	中医杂志	杨卓欣 于海波 饶晓丹	2006-06-17
12	中医院做好中医药继承与发展的思考	中医药管理杂志	杨卓欣 吴志强	2006-09-28

续表

序号	篇名	刊名	作者	发表时间
13	以铁杆情怀打造中医名院	广东经济	杨卓欣	2007-02-15
14	耳压及防石胶囊预防胆囊结石的实验研究	广州中医药大学学报	杨卓欣　李健　张永斌	2007-05-15
15	耳压及防石胶囊预防取石术后胆囊结石复发的临床观察	中华中医药学刊	杨卓欣　李健　黄明河	2007-11-10
16	Effects of Electroacupuncture at the Conception Vessel on Proliferation and Differentiation of Nerve Stem Cells in the Inferior Zone of the Lateral Ventricle in Cerebral Ischemia Rats	Journal of Traditional Chinese Medicine	杨卓欣　于海波　饶晓丹	2008-01-15
17	加强中医药文化建设的若干思考	中医药管理杂志	杨卓欣　吴志强　郭双莉	2008-02-28
18	针刺任脉和督脉对脑缺血大鼠海马星形胶质细胞的影响	中国医药导报	杨卓欣　于海波　罗文舒	2008-11-05
19	缺血再灌注大鼠脑内生长因子的表达及电针任脉的干预作用	中华中医药学刊	杨卓欣　马晓明　于海波	2009-06-10
20	电针任脉经穴对脑缺血再灌注大鼠脑内bFGF蛋白及bFGFm RNA表达的影响	中华中医药学刊	杨卓欣　马晓明　于海波	2009-08-10
21	应用逆转录病毒pLXSN-EGFP示踪观察电针任脉对MCAO大鼠SVZ区NSC增殖的影响	中华中医药学刊	杨卓欣　于海波　杨福霞	2010-01-10
22	电针对脾虚型幼鼠海马区结构的影响	针刺研究	杨卓欣　卓缘圆　于海波	2010-02-25
23	深圳市中医院文化建设的初探与体会	医院院长论坛	杨卓欣　李顺民　吴志强	2010-05-15
24	针刺任督脉穴位促进脑缺血后神经再生的研究近况（英文）	中西医结合学报	杨卓欣　陈鹏典　于海波	2012-01-15
25	小议针刺治疗慢性非细菌性前列腺炎（英文）	中西医结合学报	杨卓欣　陈鹏典　于海波	2012-03-15

续表

序号	篇名	刊名	作者	发表时间
26	针刺任督脉对脑缺血MSCs移植后促转分化为神经元作用机制的研究思路	辽宁中医杂志	杨卓欣　陈鹏典　于海波	2012-09-18
27	Combinatorial effects of conception and governor vessel electro-acupuncture and human umbilical cord blood-derived mesenchymal stem cells on pathomorphologic lesion and cellular apoptosis in rats with cerebral ischemia/reperfusion	Journal of Traditional Chinese Medicine	杨卓欣　陈鹏典　于海波	2013-12-15
28	针灸治疗妊娠剧吐临床思路	辽宁中医药大学学报	杨卓欣　陈鹏典　刘芳	2015-11-30

附录3　杨卓欣教授学生及弟子相关文章

序号	篇名	刊名	作者	发表时间
1	微创保胆内镜取石术加中药治疗胆囊结石的临床观察	陕西医学杂志	王天星　李健　杨卓欣	2002-08-30
2	微创保胆内镜取石术加防石胶囊治疗胆囊结石的初步观察	中国中医药科技	李健　杨卓欣　黄明河	2003-01-30
3	防石胶囊对保胆取石术后胆囊收缩功能的影响	中国医药学报	李健　杨卓欣　黄明河	2003-05-15
4	防石胶囊对保胆取石术后胆囊炎症的治疗作用	中国中医药科技	李健　杨卓欣　黄明河	2003-05-30
5	面部腧穴缪刺法治疗原发性三叉神经痛临床观察	江西中医药	皮敏　曹雪梅　杨卓欣	2003-07-25
6	中医药社区卫生服务实践教学工作及其效果的评价	中医教育	张志玲　杨卓欣　李顺民	2003-12-10
7	护肾痛风泰冲剂对痛风肾大鼠Ⅲ型前胶原的影响	中医药学刊	张剑勇　杨卓欣　孙景波	2004-02-10
8	通瘀开窍与滋阴潜阳法对局灶性脑缺血再灌注后神经上皮干细胞巢蛋白表达的影响	中医杂志	杜少辉　杨卓欣　陈东风	2004-07-15
9	壮筋补骨丸促进骨折愈合的临床研究	广州中医药大学学报	蒋顺琬　杨卓欣　林志文	2004-10-30
10	补骨脂素对良性增生前列腺细胞增殖的影响	中国中医基础医学杂志	姚良权　杨卓欣　李顺民	2005-08-28
11	试论经络研究的思路和方法	中医药信息	刁利红　杨卓欣　罗文舒	2006-03-10
12	针刺任督脉对脑缺血神经干细胞影响的理论初探	中医药学刊	饶晓丹　于海波　杨卓欣	2006-04-10
13	任脉与脑相关探析	辽宁中医杂志	刁利红　杨卓欣　于海波	2006-04-18

续表

序号	篇名	刊名	作者	发表时间
14	电针任脉联合bFGF对脑缺血大鼠ERK通路的调节作用	中医药信息	刁利红　杨卓欣　罗文舒	2006–05–10
15	经络研究思路和方法探讨	中国临床康复	刁利红　杨卓欣　于海波	2006–05–21
16	电针任脉腧穴对脑缺血大鼠海马星形胶质细胞的调节效应	中国临床康复	于海波　杨卓欣　王玲	2006–08–21
17	针药预防胆固醇性胆囊结石的实验研究	中国中医药信息杂志	李健　杨卓欣　张永斌	2006–12–15
18	防石胶囊预防胆红素性胆囊结石的实验研究	中国中医药科技	李健　杨卓欣　张永斌	2007–03–20
19	醒脑开窍针刺法对急性脑梗塞患者炎症细胞因子水平影响的临床观察	中医药通报	皮敏　饶晓丹　杨卓欣	2007–06–25
20	针刺治疗中风常用穴位组合的SPECT显像比较研究	世界中医药	吴志强　杨卓欣　于海波	2007–07–16
21	不同刺法对急性脑梗塞患者CRP水平影响的临床研究	针灸临床杂志	皮敏　饶晓丹　杨卓欣	2007–07–20
22	醒脑开窍针刺法对急性脑梗死患者炎症细胞因子水平影响的临床观察	中医药导报	皮敏　饶晓丹　杨卓欣	2007–07–28
23	中药饮片实行定量小包装的做法和体会	中医药管理杂志	吴志强　刘志承　杨卓欣	2007–08–28
24	针刺治疗慢性疼痛所致抑郁症随机对照研究（英文）	World Journal of Acupuncture-Moxibustion	曹雪梅　杨卓欣　谢红亮	2007–09–15
25	电针督脉和足太阳经穴对抑郁症大鼠模型海马神经元的影响	中医药信息	皮敏　罗文舒　杨卓欣	2007–11–10
26	电针任脉和肌肉注射碱性成纤维细胞生长因子对脑缺血模型大鼠侧脑室下区原位神经干细胞增殖的影响	中国组织工程研究与临床康复	刁利红　于海波　杨卓欣	2008–02–19
27	补肾祛瘀汤治疗血栓性疾病30例临床观察	北京中医药大学学报（中医临床版）	曾小粤　吴泽铭　杨卓欣	2008–03–30

续表

序号	篇名	刊名	作者	发表时间
28	针刺治疗慢性疼痛所致抑郁症的临床观察	中医药学报	曹雪梅　杨卓欣　谢红亮	2008-04-20
29	电针任督脉经穴对脑缺血大鼠侧脑室下区ERK通路的影响	中医药导报	罗文舒　杨卓欣　于海波	2008-05-28
30	补肾祛瘀汤对血栓性疾病ET、APCR、NO和血脂的影响	江西中医学院学报	吴泽铭　曾小粤　杨卓欣	2008-06-15
31	针刺督脉和足太阳经对抑郁模型大鼠行为学的改善作用	中医药导报	罗文舒　皮敏　杨卓欣	2008-06-28
32	针刺对缺血性神经元凋亡信号转导的影响	中国医药导报	罗文舒　杨卓欣　于海波	2008-07-05
33	督脉和足太阳经在郁证针灸治疗中的作用	中国医药导报	罗文舒　皮敏　杨卓欣	2008-07-15
34	针刺督脉和膀胱经促进抑郁症大鼠海马神经元再生的实验研究	广西中医药	罗文舒　皮敏　杨卓欣	2008-08-20
35	《伤寒论》火逆证刍议	新中医	杨福霞　杨卓欣	2008-10-05
36	中枢神经递质在脾虚证中的研究概况	新中医	卓缘圆　杨卓欣	2008-12-05
37	调任通督针法对脑梗塞脑干听觉诱发电位的影响	山西中医	罗文舒　饶晓丹　杨卓欣	2009-10-15
38	艾灸任督脉经穴对缺血侧脑室下区细胞外信号调节激酶通路的作用	中国医药导报	于海波　饶晓丹　杨卓欣	2009-12-15
39	调任通督针法治疗缺血性脑血管病研究概况	辽宁中医药大学学报	罗文舒　吴永刚　杨卓欣	2010-03-05
40	缪刺治疗突发性耳聋60例疗效观察	新中医	刘元献　杨卓欣　丘丽华	2010-05-05
41	电针任脉对脑缺血后大鼠神经干细胞增殖影响的研究	中国中医药科技	杨福霞　杨卓欣　于海波	2010-05-20
42	针刺督脉治疗缺血性中风的理论研究	中国现代医生	罗文舒　饶晓丹　杨卓欣	2011-01-28
43	调任通督针法治疗脑梗塞恢复期患者的临床观察	针灸临床杂志	杨福霞　杨卓欣　于海波	2011-04-20

续表

序号	篇名	刊名	作者	发表时间
44	杨卓欣教授治疗失眠症经验简介	新中医	緱燕华　皮敏　杨卓欣	2011–07–05
45	电针任脉经穴对MCAO大鼠脑内表皮生长因子表达的影响	中华中医药学刊	马晓明　杨卓欣　于海波	2011–07–10
46	补经气针法治疗气虚血瘀型缺血性中风疗效观察	中国医药指南	刘远声　杨卓欣　于海波	2011–07–30
47	电针对脾虚证幼鼠海马区神经干细胞增殖和分化的影响	针刺研究	卓缘圆　杨卓欣　吴家满	2011–10–25
48	针刺督脉对脑缺血再灌注大鼠神经细胞凋亡和Caspase–8蛋白表达的影响	中国医药导报	罗文舒　饶晓丹　杨卓欣	2011–12–25
49	电针对脾虚型幼鼠侧脑室下区碱性成纤维细胞生长因子（bFGF）表达的影响	中华中医药学刊	卓缘圆　杨卓欣　吴家满	2012–02–10
50	针刺督脉对脑缺血再灌注大鼠脑组织核转录因子κB表达的影响	中国医药导报	罗文舒　饶晓丹　杨卓欣	2012–03–15
51	针刺督脉对脑缺血再灌注大鼠FADD–Caspase–8通路的影响	中国医药指南	罗文舒　吴永刚　杨卓欣	2012–03–20
52	针刺督脉对局灶性脑缺血大鼠脑组织TNF–α mRNA表达的影响	中国中医急症	罗文舒　吴永刚　杨卓欣	2012–04–15
53	调任通督针刺法治疗失眠症主穴处方优化的临床研究	中医药临床杂志	皮敏　緱燕华　杨卓欣	2012–06–20
54	仲景方治疗"不寐"探析	江西中医药	緱燕华　皮敏　杨卓欣	2012–07–15
55	浅论桂枝汤化裁辨治不寐	光明中医	緱燕华　皮敏　杨卓欣	2012–07–20
56	从调神和调阴阳角度思考任督二脉在中风病中的应用	中国医药指南	罗文舒　钟卫正　杨卓欣	2013–12–10
57	Electro–acupuncture at Conception and Governor vessels and transplantation of umbilical cord blood–derived mesenchymal stem cells for treating cerebral ischemia/reperfusion injury	Neural Regeneration Research	于海波　陈鹏典　杨卓欣	2014–01–05

续表

序号	篇名	刊名	作者	发表时间
58	电针督脉联合人脐血间充质干细胞移植对脑缺血大鼠神经功能缺损及细胞凋亡的影响	时珍国医国药	皮敏　陈鹏典　杨卓欣	2014–02–20
59	调任通督针法对中风后抑郁患者事件相关电位P3的影响	中外医疗	緱燕华　皮敏　杨卓欣	2014–03–01
60	督脉电针联合人脐血MSCs移植对脑缺血大鼠VEGF蛋白表达的影响	中华中医药学刊	陈鹏典　杨卓欣　于海波	2014–06–19
61	杨卓欣教授从肝论治失眠验案举隅	新中医	闫兵　皮敏　杨卓欣	2014–08–05
62	热敏灸任督脉配合中药灌肠治疗慢性盆腔炎的临床观察	针灸临床杂志	彭君华　陈鹏典　杨卓欣	2015–01–20
63	调任通督针刺法治疗单纯性肥胖80例临床观察	新中医	张少芸　王玲　杨卓欣	2015–02–05
64	浅论调任通督针法对中医脑病的影响	中医临床研究	緱燕华　杨卓欣	2015–03–20
65	针灸治疗失眠症的机制研究进展	中国医药导报	陈鹏典　杨卓欣　黎杰运	2015–03–25
66	2009~2013年深圳市助产士岗位培训的实施与效果评估	中国妇幼保健	姜蕾　王竹珍　杨卓欣	2015–04–01
67	调任通督法与传统针法治疗中风后失眠的临床疗效比较	广州医科大学学报	邹治宏　于海波　杨卓欣	2015–06–15
68	调任通督法治疗中风后失眠症临床观察	上海针灸杂志	緱燕华　杨卓欣	2015–06–23
69	靳三针配合十二井穴治疗脑卒中后肩手综合征疗效观察	上海针灸杂志	闫兵　吴立雄　杨卓欣	2015–07–29
70	按摩联合放血拔火罐治疗产后乳房肿块35例	福建中医药	陈秋兰　陈鹏典　杨卓欣	2015–08–28
71	原花青素B2对LPS诱导的心肌细胞凋亡的保护作用	中国药理学通报	张晓晖　曾繁典　杨卓欣	2015–10–16
72	调任通督针法治疗卒中后失眠的临床效果	中国医药导报	马晓明　杨卓欣　于海波	2016–04–15

续表

序号	篇名	刊名	作者	发表时间
73	针灸治疗多囊卵巢综合征的实验研究进展	中国医药导报	陈鹏典 杨卓欣 刘芳	2016-04-25
74	影响脑梗死复发的眼底血管特征及脑梗死复发预测模型的建立	广西医学	卓缘圆 于海波 杨卓欣	2016-05-15
75	调任通督针法对卒中后失眠患者睡眠脑电图各参数的影响	陕西中医	马晓明 杨卓欣 于海波	2016-07-05
76	任督脉与孕育的相关性探析	中国民族民间医药	陈鹏典 杨卓欣 黎杰运	2016-07-15
77	点穴配合针灸治疗脑梗死疗效观察	新中医	贝剑宏 陈荣钟 杨卓欣	2016-08-05
78	电针任督脉对脑缺血再灌注大鼠应激-损伤-修复相关信号的影响（英文）	World Journal of Acupuncture-Moxibustion	邓容 皮敏 杨卓欣	2016-09-30
79	Neuroprotective effects of electroacupuncture on Ren and Du vessels through anti-inflammation in transient focal cerebral ischemia rats	International Journal of Clinical and Experimental Medicine	邓容 皮敏 杨卓欣	2016-11-30
80	"调任通督针刺法"治疗多囊卵巢综合征不孕症的临床疗效观察	中国针灸	卓缘圆 吴家满 杨卓欣	2016-12-13
81	中医药对生精细胞凋亡干预机制研究进展	辽宁中医药大学学报	陈鹏典 黎杰运 杨卓欣	2017-01-19
82	调任通督针法联合膀胱经拔罐治疗围绝经期失眠症的临床观察	中国医药导报	陈鹏典 杨卓欣 皮敏	2017-02-05
83	电针任督脉经穴对多囊卵巢综合征大鼠性激素的影响	齐齐哈尔医学院学报	陈鹏典 杨卓欣 刘芳	2017-02-15
84	枸橼酸氯米芬结合调任通督针刺法治疗多囊卵巢综合征促排卵的临床观察	中国医药导报	陈鹏典 杨卓欣 刘芳	2017-03-05
85	针刺对冷冻胚胎移植术后早期先兆流产患者生存质量的临床评价	内蒙古中医药	贝剑宏 刘昱磊 杨卓欣	2017-04-15

续表

序号	篇名	刊名	作者	发表时间
86	电针结合推拿治疗慢性紧张性头痛临床观察（英文）	Journal of Acupuncture and Tuina Science	蔡贤兵　杨卓欣　李亚	2017-04-25
87	不同中医证型复发脑梗死的眼底血管特征分析及预测模型的建立	辽宁中医杂志	卓缘圆　于海波　杨卓欣	2017-05-18
88	加味聚精食疗方结合电针督脉对少弱精子症大鼠附睾GPx和MDA的影响	中国现代药物应用	陈鹏典　黎杰运　杨卓欣	2017-09-25
89	针刺联合拔罐治疗小儿神经性尿频1例	亚太传统医药	陈鹏典　刘芳　杨卓欣	2017-10-23
90	四逆散病机及其临床应用的研究进展	中国当代医药	闫兵　杨卓欣　皮敏	2017-11-28
91	调任通督针刺法治疗肾阳虚型多囊卵巢综合征性不孕症的疗效观察	中医药导报	林婉珊　皮敏　杨卓欣	2018-02-28
92	杨卓欣治疗妇科病经验介绍	新中医	闫兵　皮敏　杨卓欣	2018-06-05
93	针灸治疗经行头痛的临床研究进展	现代中西医结合杂志	陈鹏典　杨卓欣　宁艳	2018-07-10
94	基于MATLAB中风病常用中成药适宜人群的朴素贝叶斯分类器构建	山西中医	罗文舒　胡湘　杨卓欣	2018-07-15
95	基于最大似然法的中风病常用中成药适宜人群经典判别分析	中国民族民间医药	罗文舒　胡湘　杨卓欣	2018-08-15
96	针灸治疗产后尿潴留的临床研究概况	针灸临床杂志	陈鹏典　杨卓欣　宁艳	2018-09-20
97	缺血性脑卒中恢复期/后遗症期三种中成药适宜人群与证候要素	实用中医内科杂志	罗文舒　杨卓欣　胡湘	2018-09-28
98	"调任通督法"的理论内涵和应用——杨卓欣教授针灸学术思想浅析	时珍国医国药	卓缘圆　张金文　杨卓欣	2018-10-20

续表

序号	篇名	刊名	作者	发表时间
99	针灸干预原发性痛经机制最近研究进展	中国医药导报	陈鹏典　杨卓欣　宁艳	2018–10–25
100	针灸治疗宫颈癌术后尿潴留的临床研究进展	江苏中医药	陈鹏典　杨卓欣　宁艳	2018–11–05
101	针药结合治疗多囊卵巢综合征促排卵的临床研究进展	现代中西医结合杂志	陈鹏典　杨卓欣　刘芳	2018–12–10

附录4　中英文对照

AMH（antimullerian hormone）：血清抗苗勒氏激素

BAEP（brainstem auditory evoked potential）：脑干听觉诱发电位

bFGF（basic fibroblast growth factor）：碱性成纤维细胞生长因子

E_2（estradiol）：雌二醇

FSH（follicle stimulating hormone）：促卵泡生成素

G6PD（glucose-6-phosphate dehydrogenase deficiency）：葡萄糖-6-磷酸脱氢酶缺乏症

HCG（human chorionic gonadotropin）：人绒毛膜促性腺激素

LH（luteinizing hormone）：促黄体生成素

LMP（last menstrual period）：末次月经

MCAO（middle cerebral artery occlusion）：大脑中动脉栓塞

MRA（magnetic resonance angiography）：磁共振血管成像

MRI（magnetic resonance imaging）：磁共振成像

mRNA（messenger RNA）：信使核糖核酸

MSCs（mesenchymal stem cells）：间充质干细胞

NSCs（neural stem cells）：神经干细胞

P（progesterone）：孕酮

PMP（previous menstrual period）：前次月经

POF（premature ovarian failure）：卵巢功能早衰

PPMP（previous previous menstrual period）：前次月经的前次月经

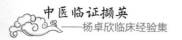

PRL（prolactin）：泌乳素

T（testosterone）：睾酮

TCD（transcranial Doppler）：经颅多普勒

VEGF（vascular endothelial growth factor）：血管内皮生长因子